U0321003

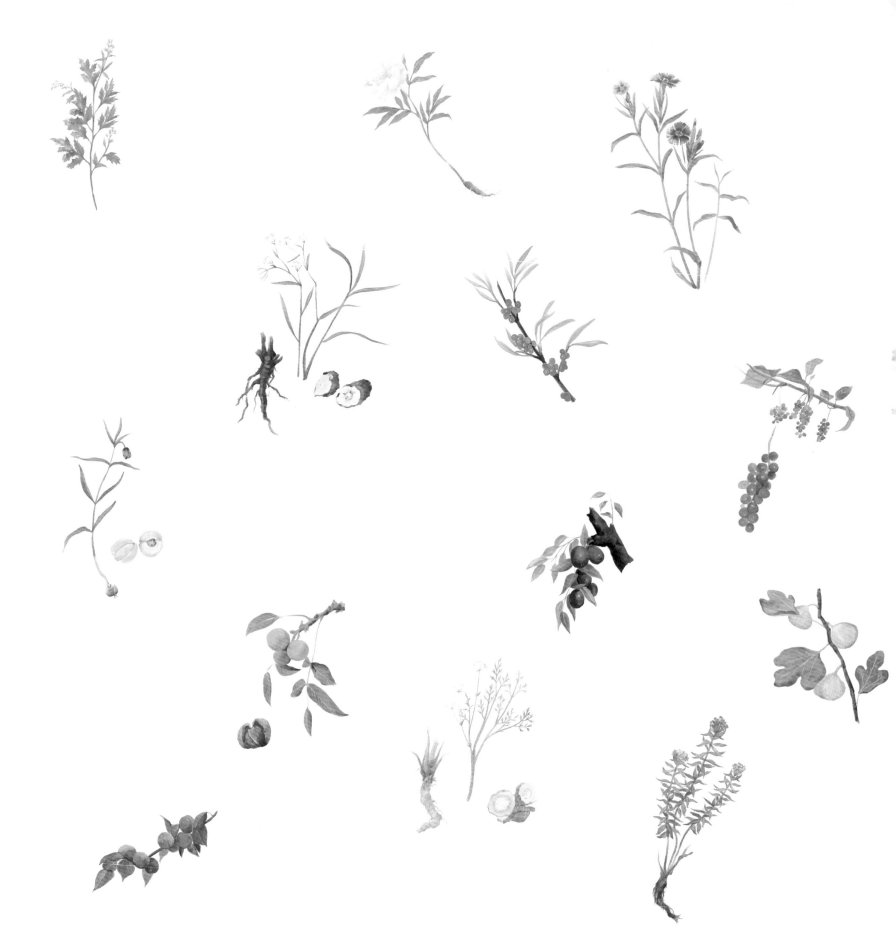

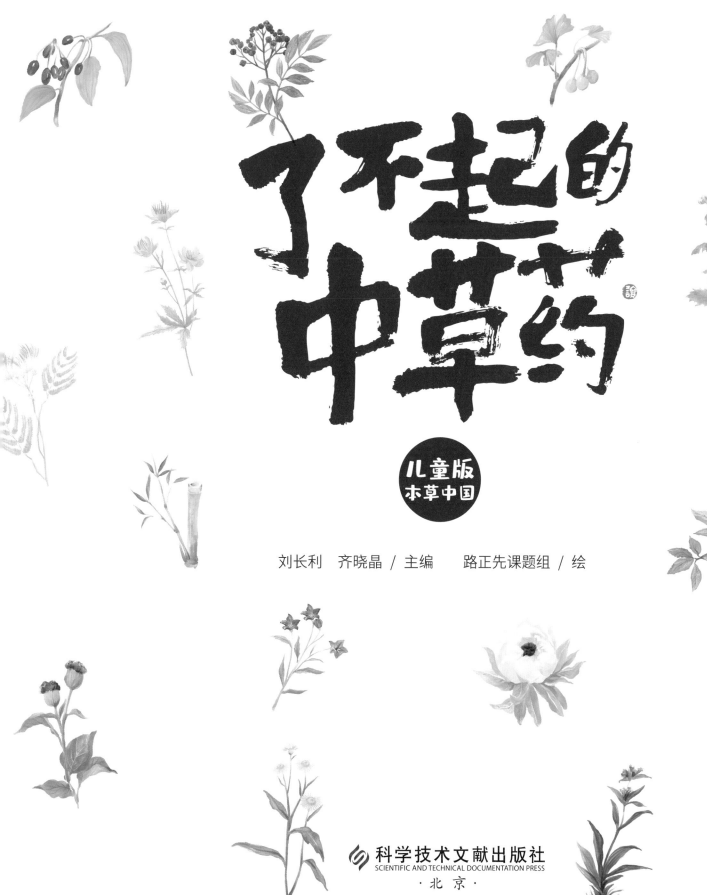

了不起的中草药

儿童版
本草中国

刘长利 齐晓晶 / 主编　　路正先课题组 / 绘

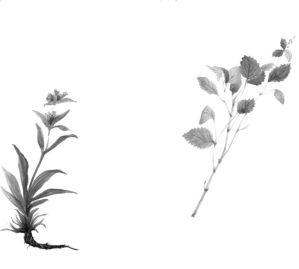

科学技术文献出版社
SCIENTIFIC AND TECHNICAL DOCUMENTATION PRESS
· 北 京 ·

图书在版编目（CIP）数据

了不起的中草药：儿童版本草中国 / 刘长利，齐晓晶主编；路正先课题组绘. —北京：科学技术文献出版社，2023.9

ISBN 978-7-5189-9114-3

Ⅰ.①了…　Ⅱ.①刘…②齐…③路…　Ⅲ.①中草药—儿童读物　Ⅳ.① R28-49

中国版本图书馆 CIP 数据核字（2022）第 067775 号

了不起的中草药：儿童版本草中国

策划编辑：蔡　霞　胡　丹　　责任编辑：胡　丹　　责任校对：张吲哚　　责任出版：张志平

出　版　者	科学技术文献出版社	
地　　　址	北京市复兴路15号　　邮编　100038	
编　务　部	（010）58882938，58882087（传真）	
发　行　部	（010）58882868，58882870（传真）	
邮　购　部	（010）58882873	
官 方 网 址	www.stdp.com.cn	
发　行　者	科学技术文献出版社发行　全国各地新华书店经销	
印　刷　者	北京地大彩印有限公司	
版　　　次	2023 年 9 月第 1 版　2023 年 9 月第 1 次印刷	
开　　　本	787×1092　1/12	
字　　　数	48千	
印　　　张	5	
书　　　号	ISBN 978-7-5189-9114-3	
定　　　价	158.00元	

图书编写委员会

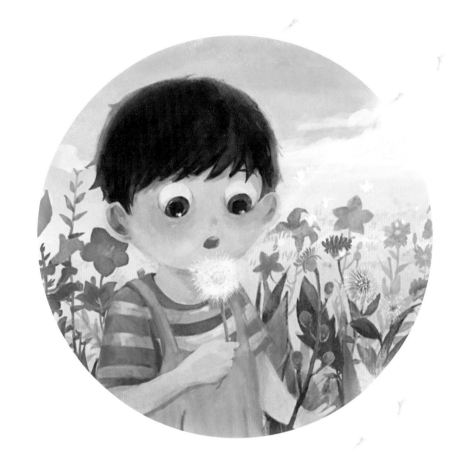

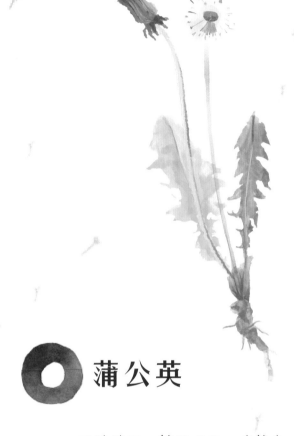

蒲公英

又叫婆婆丁、黄花地丁。降落伞样的头冠是它的果实，随风播散种子。富含多种营养物质及微量元素，嫩叶可食用。有清热解毒的功效。

一天，让让来到公园，看到草丛中一株蒲公英被风吹过，种子们像一个个小精灵，飞散在空中，他觉得美极了。妈妈告诉他，蒲公英也是一种药材，而且大自然中很多花草都可以作为中草药，不仅好看，还能治病。

让让觉得太神奇了，这一下点燃了他的好奇心。

晚上，他躺在床上就在想："如果找遍这些草药，是不是就能治好奶奶的失眠，姥爷的大肚子，爸爸的白头发，还有妈妈的唠叨啦？"

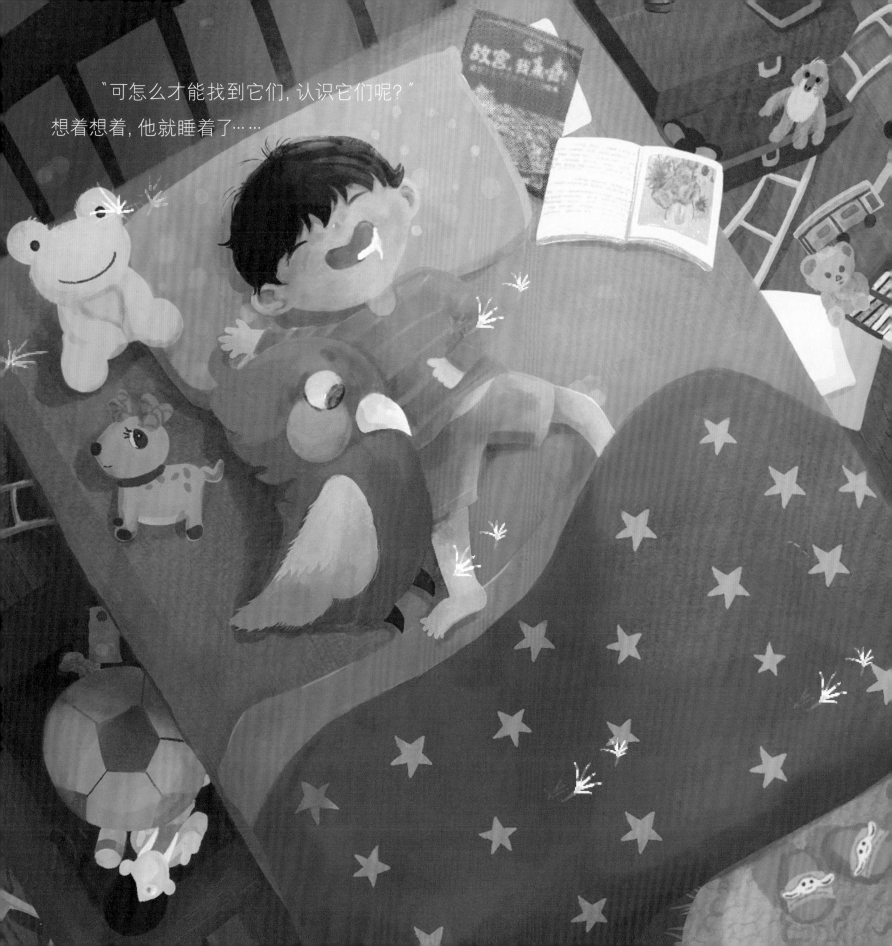

"可怎么才能找到它们，认识它们呢？"

想着想着，他就睡着了……

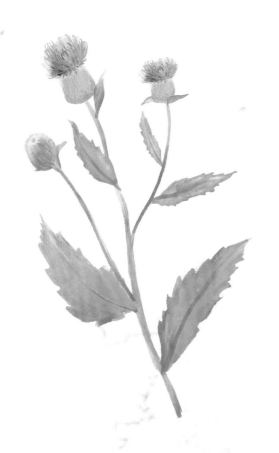

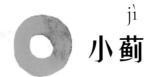

小蓟

这个开紫花、叶子边缘有刺儿的植物，又叫做"刺儿菜"，它幼嫩的鲜叶可以当野菜食用。神奇的是，它的汁液能治疗蚊虫叮咬，非常好用。但它最主要的作用是治疗尿血。

桔梗

在我国的北方，人们经常用它的根来腌制咸菜；在朝鲜和韩国，人们经常用它来制作餐食的小配菜。而作为中药，它常被用来治疗咳嗽、痰多、嗓子不舒服等。

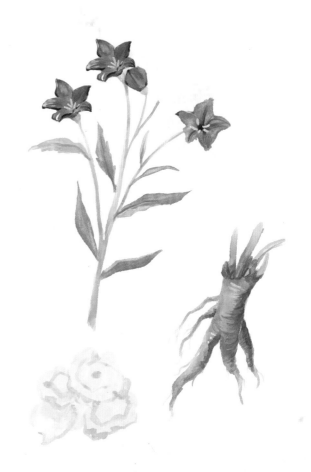

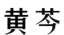

qín

○ 黄芩

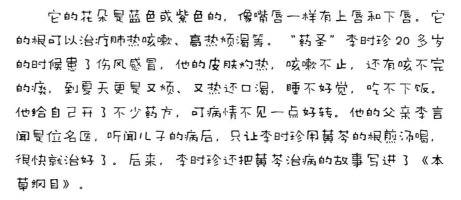

　　它的花朵是蓝色或紫色的，像嘴唇一样有上唇和下唇。它的根可以治疗肺热咳嗽、高热烦渴等。"药圣"李时珍20多岁的时候患了伤风感冒，他的皮肤灼热，咳嗽不止，还有咳不完的痰，到夏天更是又烦、又热还口渴，睡不好觉，吃不下饭。他给自己开了不少药方，可病情不见一点好转。他的父亲李言闻是位名医，听闻儿子的病后，只让李时珍用黄芩的根煎汤喝，很快就治好了。后来，李时珍还把黄芩治病的故事写进了《本草纲目》。

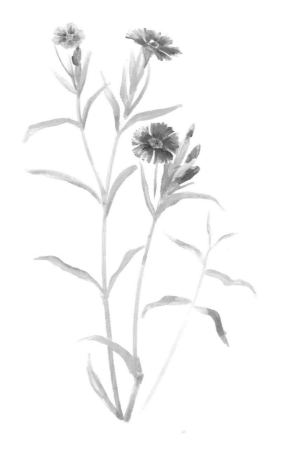

○ 石竹

　　这种植物可以从石缝中钻出生长，茎上的节膨大，有点像竹节，所以叫石竹。它的花有紫色、粉色、白色，色彩缤纷。宋代王安石爱慕石竹之美，又怜惜它不被人们所赏识，写下了《石竹花二首》。你还知道哪些描写石竹花的古诗？作为中药"瞿麦"，它有利尿通淋的作用。

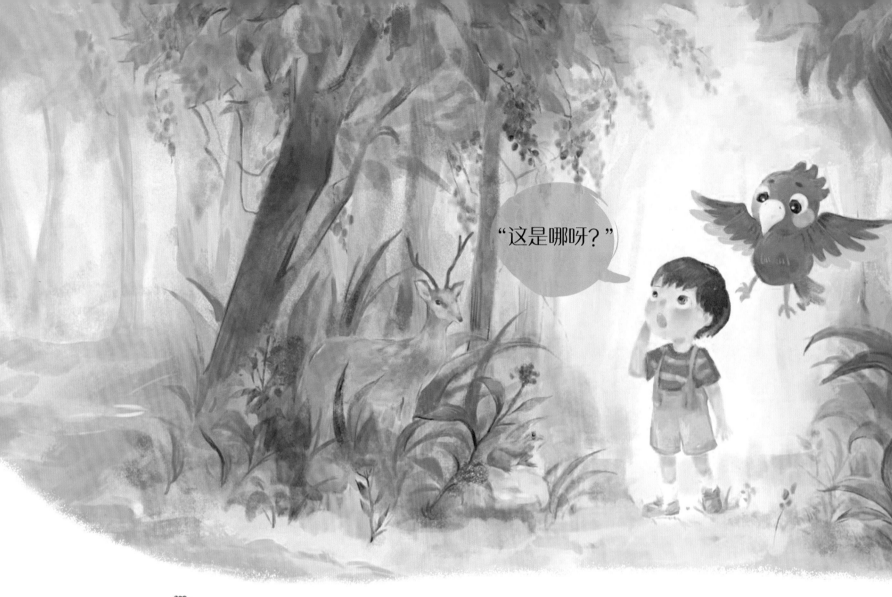

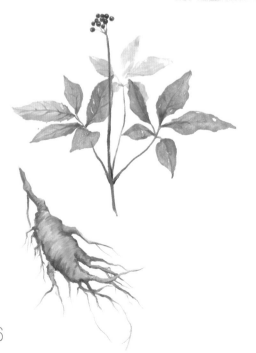

 人参

　　这棵有好多条腿、像个小人儿似的植物就是人参。它是五加科多年生宿根草本植物，因其根及根茎形似人的身体，故称"人参"，被誉为"百草之王"。我国是利用和种植人参最早的国家。《神农本草经》将人参列为"上品"，具有大补元气的功效。

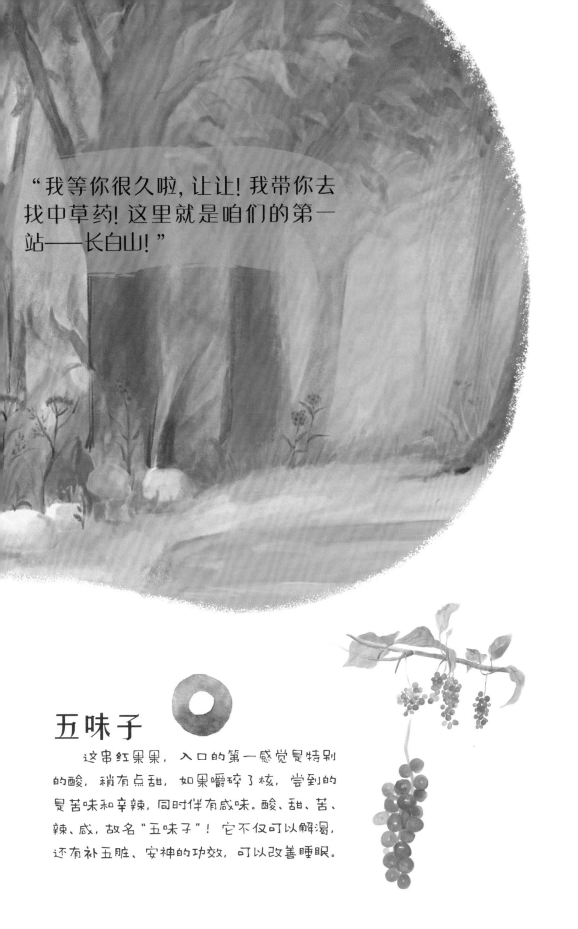

"我等你很久啦，让让！我带你去找中草药！这里就是咱们的第一站——长白山！"

让让发现自己到了长白山，差点没晕过去。但马上他就被这里迷人的景色吸引住了。

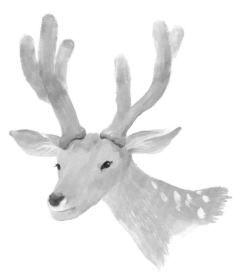

五味子

这串红果果，入口的第一感觉是特别的酸，稍有点甜，如果嚼碎了核，尝到的是苦味和辛辣，同时伴有咸味。酸、甜、苦、辣、咸，故名"五味子"！它不仅可以解渴，还有补五脏、安神的功效，可以改善睡眠。

鹿茸

梅花鹿或马鹿的雄鹿带茸毛的幼角就是鹿茸。野生梅花鹿是国家一级保护动物，现在鹿茸主要来源于人工养殖的梅花鹿。

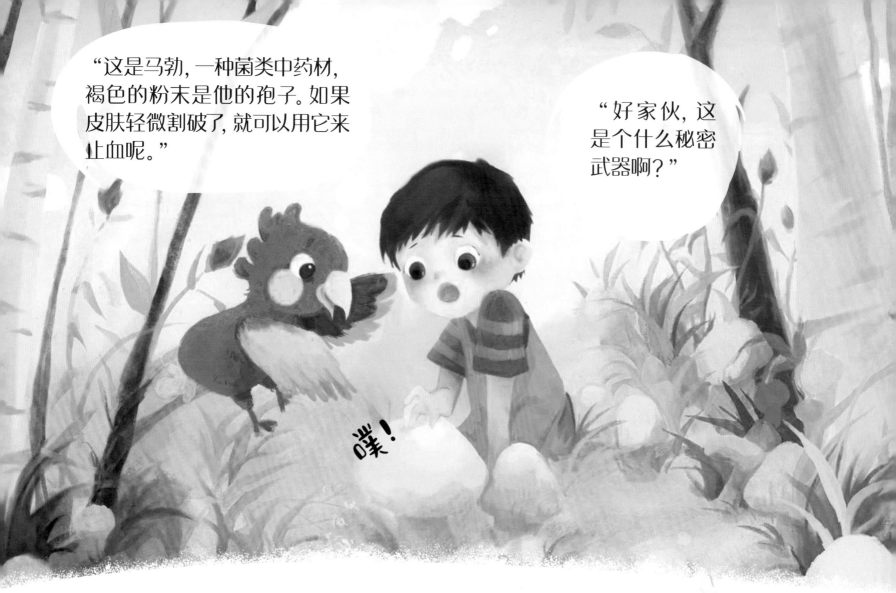

"这是马勃，一种菌类中药材，褐色的粉末是他的孢子。如果皮肤轻微割破了，就可以用它来止血呢。"

"好家伙，这是个什么秘密武器啊？"

噗!

鹦鹉一个眨眼，他们瞬间换了地方。

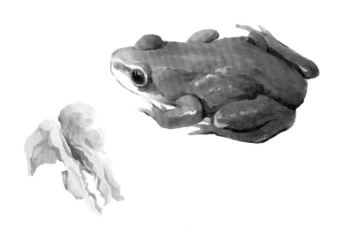

林蛙

别看它身上长了许多大大小小的颗粒，还有很多黑斑，但却能入药。用它产的蛤蟆油，可以用来改善生病后身体虚弱、疲惫乏力、心悸失眠等症状。

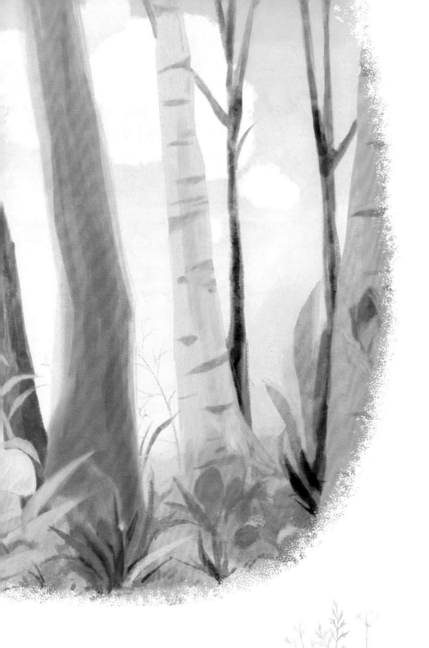

我不是蘑菇，
也不是馒头哦

⊙ 马勃

　　传说古时候有个叫马勃的放牛娃，在山上放牛砍柴时常常被割伤或磕伤，他发现这个"大馒头"里面盛满的褐色粉末，只要敷在伤口上就能止血，而且伤愈之后没有瘢痕。他把自己的发现告诉了小伙伴儿和村里人，大家为了感谢他，就给这个植物起了名字叫"马勃"。

⊙ 防风

　　它是由很多小小的花组成的一簇大白花，整体看像一把大白伞。它用自己偌大的身躯挡住了大风对根部的侵袭。而且它能治疗人们被大风吹到后的头痛和感冒，所以叫"防风"也是实至名归。

没等让让反应过来，他们已经站在了一望无际的草原上。不远处有一棵矮灌木，上面结满了黄黄的小果子，看起来非常诱人，但是长着长长的尖刺，于是让让小心翼翼的摘了一颗。

"让让，野外的果子可不能乱吃！好在这个没问题！它叫沙棘，有着超级丰富的维生素 C，可以帮助消化，还能为大草原改善土壤沙漠化。"

 赤芍

内蒙古的这种道地药材，开着白色的花朵，但却称"赤"，是什么原因呢？原来，这是根据它能做中药的根来命名的。它的根折断处的表面有点发红，红中还透着褐色，所以叫"赤芍"。不过，白色的芍药少见，野生的就更少了，要保护野生中药资源和生态环境哦！

 金莲花

草原上有一种金色的莲花，它的花梗很长，花萼与花瓣是金黄色。形如花瓣的是萼片，有10～15枚；而靠近花芯、有18～21枚、狭条形的才是它真正的花瓣。用它做的润喉片可以让嘴里清清凉凉的。

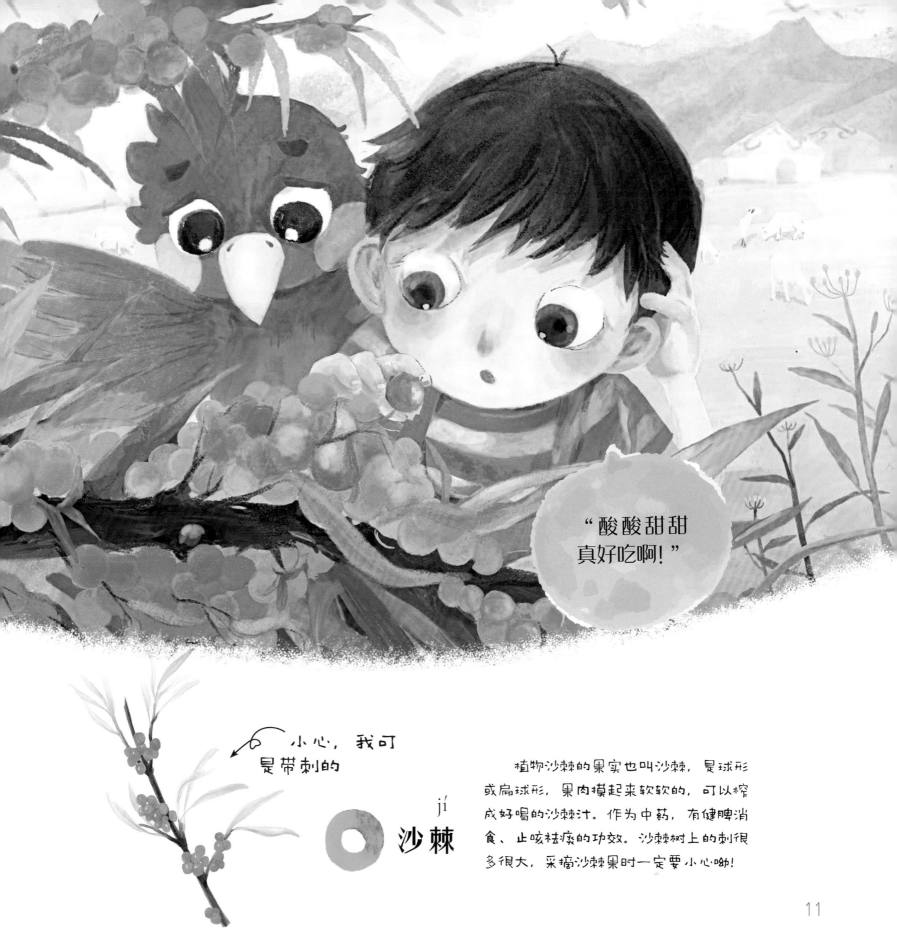

"酸酸甜甜
真好吃啊!"

小心，我可
是带刺的

jí
沙棘

植物沙棘的果实也叫沙棘，是球形
或扁球形，果肉摸起来软软的，可以榨
成好喝的沙棘汁。作为中药，有健脾消
食、止咳祛痰的功效。沙棘树上的刺很
多很大，采摘沙棘果时一定要小心哟!

想区分我和迎春花，
数花瓣就可以啦

qiáo
连翘

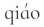

开金黄色小花，花瓣有四片。味道清香，十分可爱。果实是卵球形或椭圆形，作为中药可以用来治疗感冒，生活中常用的银翘解毒片、双黄连口服液等都含有中药连翘。

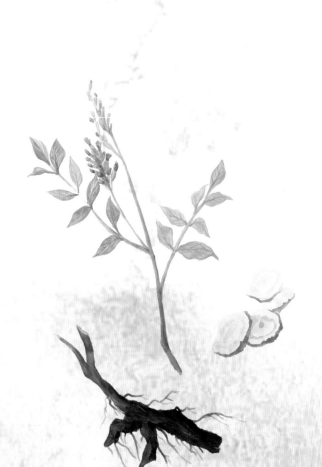

甘草

它几乎全身布满密密的短毛，以便减少体内水分蒸发，并抵御风沙伤害。它庞大的地下根与根茎网络系统能够储存大量的水分、养分，抵御干旱环境；同时能够寻找并快速吸收土壤中的水分和养分，让自己顽强生长。没想到吧，这样一棵小小的植物，竟有如此强大的生命力。

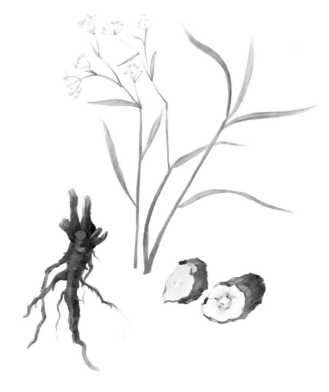

◯ 柴胡

它开着黄花，由于叶片像韭菜且比较硬，又叫"竹叶柴胡""韭叶柴胡""硬苗柴胡"。它让自己的叶片和'之字形'的茎枝相互错落生长，从缝隙中接受阳光的洗礼，顽强生存。

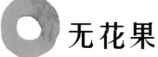 无花果

无花果其实有花，但它没有花瓣，只有花蕊，所以花是藏在花托中的。切开后，里面黄色的颗粒状小球才是无花果真正的果实。当你不想吃饭或咽喉肿痛的时候，可以吃些无花果。

枣

含有丰富的维生素C、维生素P，可鲜食，还能制成蜜枣、果脯、枣泥、枣糕等甜品。更重要的是，枣还可以药用，补中益气，养血安神。

让让貌似已经习惯了鹦鹉的魔法，他这次没有惊叹自己瞬间落地新疆，而是迫不及待地要去吃羊肉串了。

红花

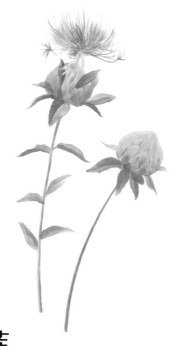

这种小花成片生长，近看时绿色花苞顶端绽放许多如丝的花瓣，有红色、有黄色，远看时像就像一团一团的火焰在绽放。这些花瓣不仅仅能做中药，还能提出红色素来染布。

雪莲

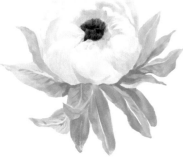

被称为"新疆天山上的精灵"，生长在海拔 2400～4000 米处，在零下几十度的严寒下和空气稀薄（缺氧）的环境中顽强生长，不畏冰与寒。有祛风湿、强壮筋骨的效果，能让人身体更强壮。

紫草

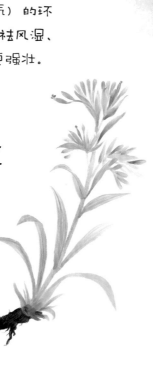

这是新疆与西藏高海拔地区生长的一种神奇的植物，它的茎、叶、花都毛茸茸的，花是紫色的，根皮也是紫色的。浸泡过根的油可以用来治疗烧伤和烫伤，疗效特别好，人们称它为治疗烫伤的"紫精灵"。

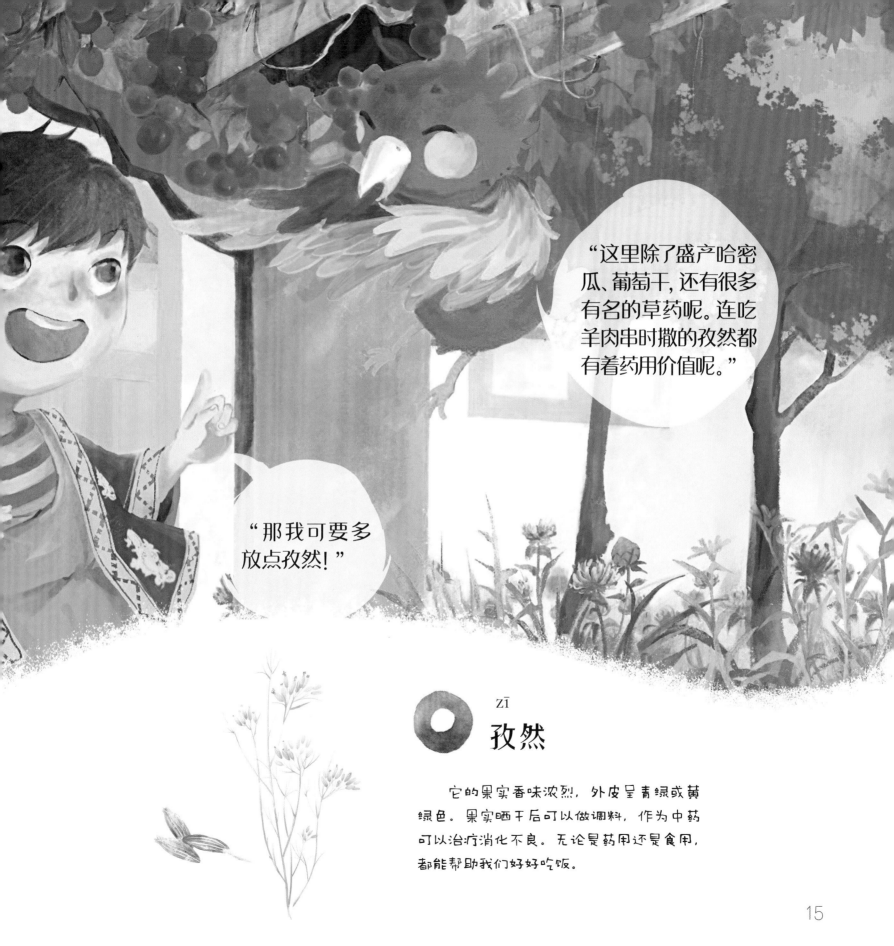

"这里除了盛产哈密瓜、葡萄干, 还有很多有名的草药呢。连吃羊肉串时撒的孜然都有着药用价值呢。"

"那我可要多放点孜然!"

ZĪ 孜然

它的果实香味浓烈, 外皮呈青绿或黄绿色。果实晒干后可以做调料, 作为中药可以治疗消化不良。无论是药用还是食用, 都能帮助我们好好吃饭。

让让和鹦鹉来到了陕北，他们迎着风艰难地爬到高坡上，放眼望去一片黄土，让让嘟囔道："这里这么缺水，连植物都很少，能有草药吗？"这时，鹦鹉给他衔来一串红彤彤的小果子。

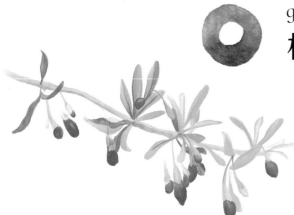

gǒu qǐ
枸杞

据《本草纲目》记载，枸和杞其实是两种树木，而枸杞的棘像枸的刺，茎像杞的条，就把这二合一的名字给了它。枸杞的果实是中药"枸杞子"，可食用，也有滋补的效果。

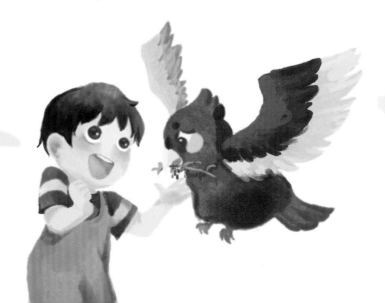

"这是什么呀？看起来味道不错的样子。"

"这是枸杞，甜甜的很好吃。在这黄土高原还能找到黄芪、当归、百合、党参这些有名的药材呢。"

dāng
当归

　　是著名的药材，也有个有名的故事。在三国时期，姜维因不满魏国天水郡太守马遵的疑心，毅然投靠了诸葛亮。魏国知道姜维是个孝子，就将他的母亲抓了起来，逼迫姜母写信让姜维回魏，随信附上当归。姜维明白母亲的用意，但为了心中的理想和诸葛亮的信任，就回信"良田百顷，不在一亩。心有远志，不在当归。"知子莫若母，姜母看到信就明白了儿子的志向。后来魏国多次逼迫姜母写信劝姜维弃蜀归魏，都被姜母拒绝了。

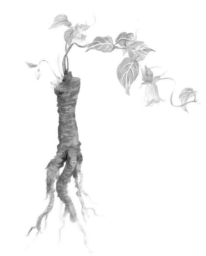

党参

　　这种植物的根部肉质肥大，顶端有膨大的根头，像狮子盘头，因此又称狮头参。它有滋补强身的功效。

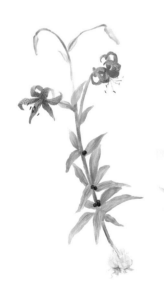

卷丹

　　它的花瓣反卷着，花蕊长长的，橙红色的花瓣上有紫黑色的斑点；它的地下鳞茎就是我们常用来做菜的百合。为什么叫"百合"呢？因为很多片肉质的鳞片紧紧地抱合在一起，人们说差不多有一百片吧，所以就这么起名字啦。

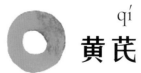

qí
黄芪

　　又被称为"小人参"，是国家三级保护植物，已有两千多年的药用历史，我们要好好保护它，不要随意采挖。根干燥后做药用，也能食用，可以强身健体、增强免疫力。

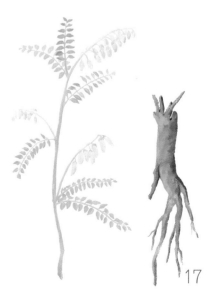

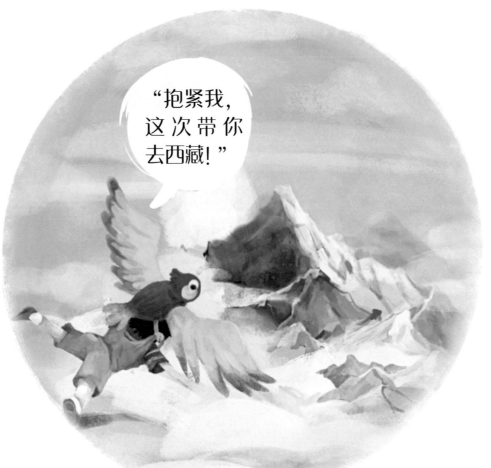

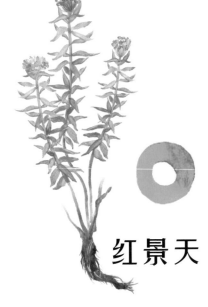

红景天

这种植物耐寒耐旱，被誉为"高原人参"。秋季采挖它的根和根茎，除去粗皮，洗净，晒干做药用，有增强记忆力、抗疲劳等功效。

jiāo
秦艽

这种开着蓝色漏斗状小花的植物，叶子绿绿的，根拧着劲儿，有点像麻花。主要作用是祛风湿。

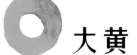
大黄

多年生草本植物，圆柱形，表面和断面黄棕色。可以清热泻火，凉血解毒，泻下通便，因药效峻猛，仿佛所向无敌的战将，所以又叫"将军"。可以治疗很多疾病。

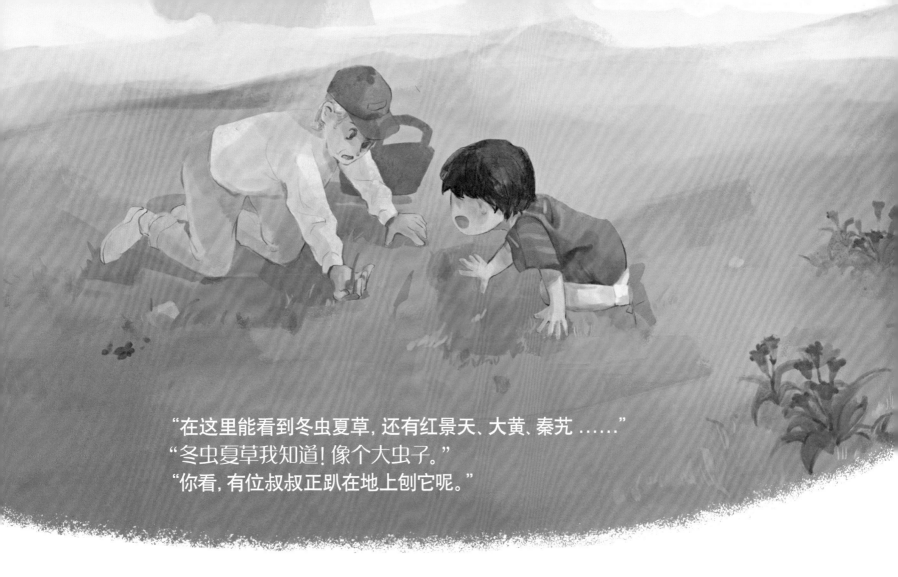

"在这里能看到冬虫夏草，还有红景天、大黄、秦艽......"
"冬虫夏草我知道！像个大虫子。"
"你看，有位叔叔正趴在地上刨它呢。"

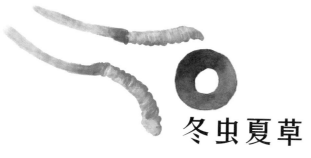

冬虫夏草

主要分布于高寒地带和雪山草原，是中国特有的中药材。在夏天，真菌进入幼虫身体，吸收幼虫营养；在秋冬气温低时，真菌停止生长，只能见到幼虫样子；再至春夏，真菌继续生长，头部破土而出。此时采摘，晒干后就是中药"冬虫夏草"。

qiāng
羌 活

相传唐朝有位大臣患风湿病多年，吃了许多种药都不见好。有一年西羌胡王派使者前来，进贡了一种药酒，说对治疗风湿病有奇效，皇上将药酒赏赐给了这位大臣。大臣服用一段时间后果然有效，再服一段时间，风湿病竟然好了。后来皇上差人询问西羌胡王，这是什么药制成的药酒，得到的回复是羌族本地的一种药材，唐朝人就叫它"羌活"了。

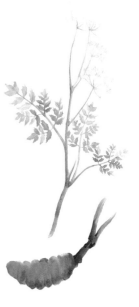

木香

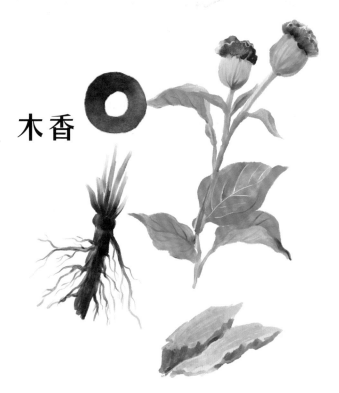

这种植物叶子很大，有特异的香气，它的根干燥后是中药"木香"。生长在云南的药材质量好，被称为"云木香"。有健脾消食的功效。

天麻

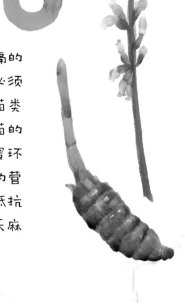

是著名的用于治疗头痛的中药。它没有根和叶子，必须依靠一种叫做蜜环菌的真菌类微生物生长。天麻将蜜环菌的菌丝当做"食物"，因此蜜环菌长得越旺盛，天麻得到的营养就越多；但如果天麻的抵抗力降低，蜜环菌反而会把天麻吃空。

三七

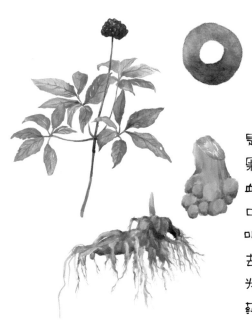

主产于云南文山州各县，是山里产的、令新伤愈合效果非常好的一种药。用了它血就不再流了，像用漆把伤口粘住了一样，所以山里人叫它"山漆"，后来传来传去就成了"三七"。它被称为"金疮要药"，是云南白药的主要成份。

杜仲
zhòng

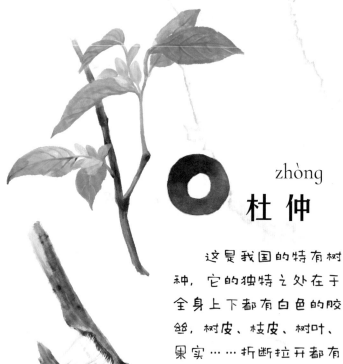

这是我国的特有树种，它的独特之处在于全身上下都有白色的胶丝，树皮、枝皮、树叶、果实……折断拉开都有"藕断丝连"的现象。

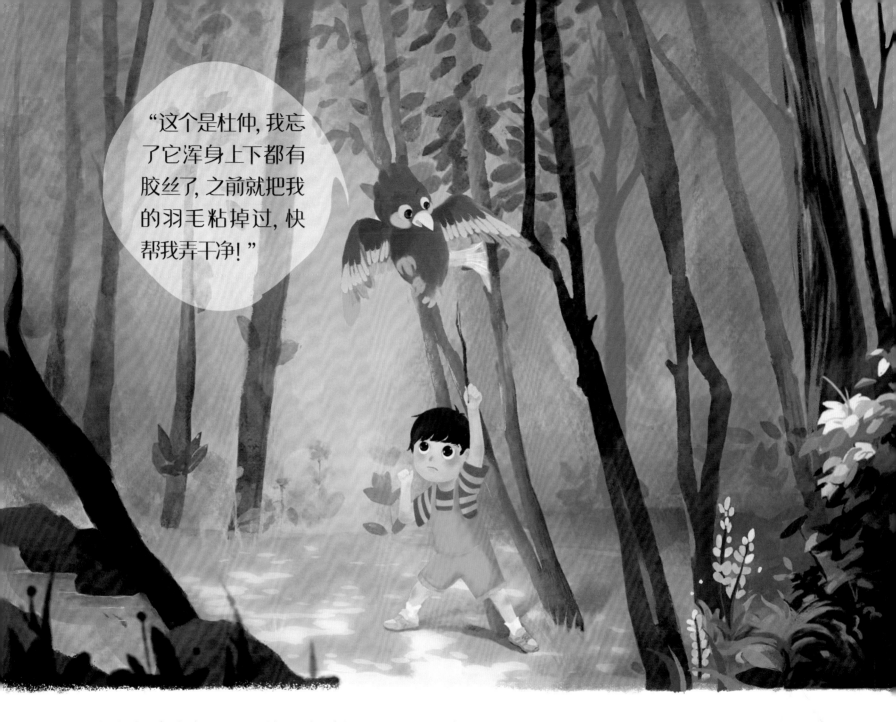

让让和鹦鹉来到云南的一片树林里，突然，鹦鹉的翅膀被什么东西粘住了。

仔细一瞧，原来是从一棵大树里分泌出来的白色黏液。让让顺手捡起一根树枝帮鹦鹉清理。他发现就连叶片里面也有胶丝。

"没想到树也能'藕断丝连'！"

鹦鹉说："也正是因为这个白色的胶丝，杜仲才有强筋健骨的功效。"

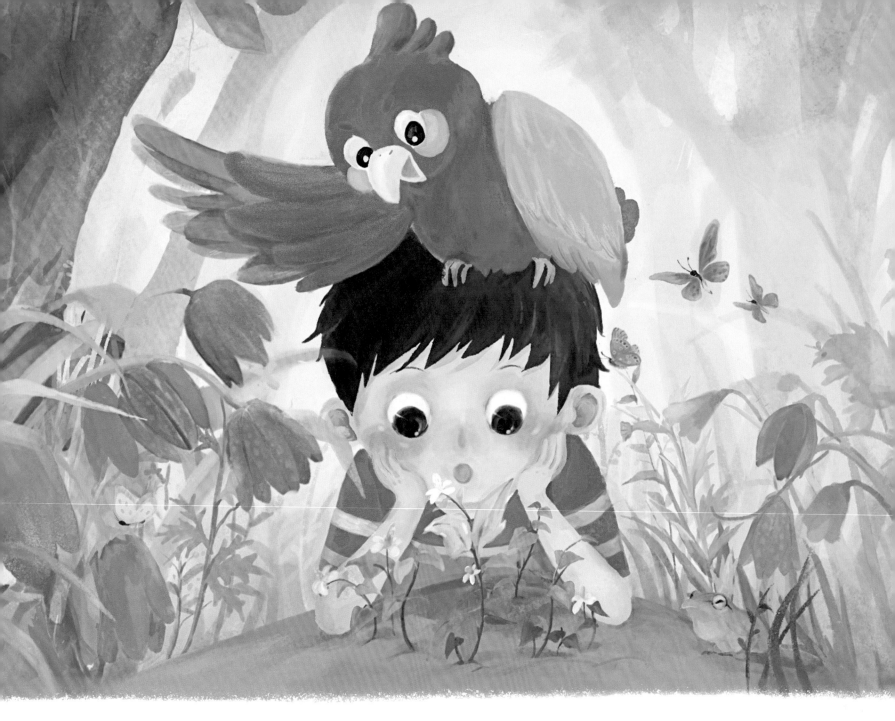

"空气中弥漫着麻辣火锅的味道?"

"哈哈，我们已经到达重庆啦！

"妈妈说四川和重庆人都特别爱吃辣，辣椒是不是也能治病呀?"

"说对了，辣椒有着散寒祛湿的功效，但可不能多吃，不然就该上火啦。"

"那这里应该有很多去火的药吧。"

"这你都猜到了！像黄连、鱼腥草、青蒿等都有清热去火的作用。"

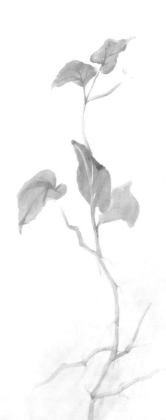

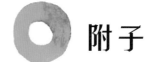
jí
蕺菜

你听说过蕺菜吗？听说过折耳根吗？如果都不知道，那你一定知道鱼腥草吧。是的，他们都是同一种植物的名字。蕺菜的茎、叶闻起来有鱼腥气，所以中药又叫"鱼腥草"；它新鲜的根茎可食用，就是能吃的折耳根。

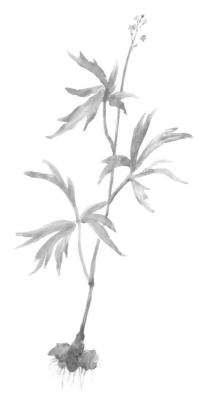

附子

它的主根是倒圆锥形的，两侧各有1个与主根长得很像的根。如果说主根是妈妈，那么这两侧的根就是孩子，所以人们称主根为"母根"，两侧的根为"子根"。母根炮（páo）制后是中药"乌头"；子根入药就叫'附子'，意为附生在母亲身边的孩子！

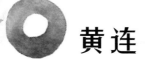
黄连

看到这个药名，你的脑中一定闪过了"哑巴吃黄连——有苦说不出"这条歇后语吧？黄连的苦众所周知，但是良药苦口利于病，它祛火的效果特别好，常用来治疗牙龈肿痛、口舌生疮等。最常见的一个品种是根的形状像鸡爪的"鸡爪连"。

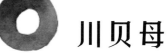
川贝母

它主产于四川西北部海拔 3200 ~ 4500 米的草地上，像是一个母亲抱着一个孩子，所以称为"川贝母"。它的鳞茎可制成中药"川贝"，我们最为熟知的中药就是川贝枇杷糖浆，用来清热润肺、化痰止咳。

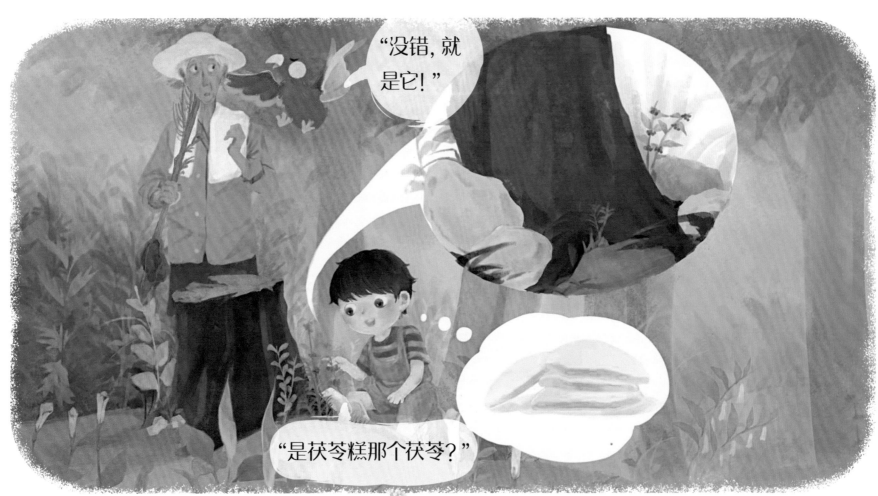

艾叶

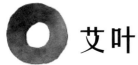

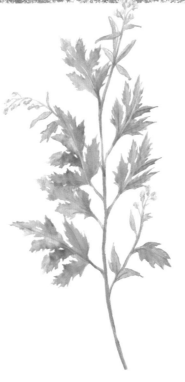

相传《西游记》的作者吴承恩因曾入过监牢，加上年纪大，身体状况极差。一日，突然感觉皮肤瘙痒异常，难以忍受。李时珍与他关系很好，向他推荐艾叶煎汤然后外洗。吴承恩按照这个方法擦洗痒处数日，皮肤果然不痒了。艾叶还有驱寒、止痛等作用。艾灸卷就是用它做的，可以温经通络。

"咱们这是到哪啦?"让让问。

"这里是湖北蕲 (qí) 春，药圣李时珍的家乡，这里的艾草可是很有名的。"

这时有几个农民伯伯在移栽大树，让让走上前，发现树根上面有很多像白薯一样的大圆球，以为松树生病了。

鹦鹉笑着说:"这个大圆球，是寄生在松树根部的一种真菌，叫茯苓，既可以食用，也可以药用。"

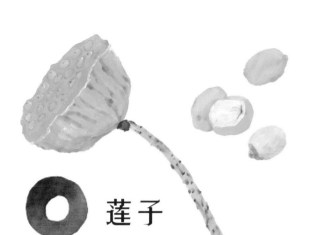

莲子

它是莲的种子，是藏在莲蓬里的美食。吃的时候要取出莲子心来，那个东西太苦了！它可以养心安神，有助于睡眠哦。

半夏

"眼看来到五月中"——打一中草药，你猜猜？夏天一般是农历的四、五、六月，五月中就是夏天到了一半，所以谜底是"半夏"。这种植物地下的块茎采收干燥后，是一种有毒的中药，一定注意不能误食！必须要经过炮制后才可以用于临床治病。

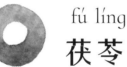

fú líng
茯苓

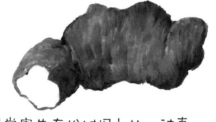

这是常寄生在松树根上的一种真菌，球状，外皮淡棕色或黑褐色，内部粉色或白色。可以做成一种滋补性传统糕点"茯苓饼"。做成中药可以健脾、安神。

zhū yú
吴茱萸

"独在异乡为异客，每逢佳节倍思亲。遥知兄弟登高处，遍插茱萸少一人。"唐诗中"茱萸"指的就是中药吴茱萸。它的气味辛香浓烈，和花椒差不多，有止痛、止呕吐的作用。

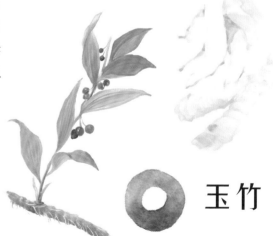

玉竹

它的叶子像竹叶，根茎晒干反复揉搓后透明如玉，所以叫做玉竹！作为中药有养阴润燥、生津止渴的作用。

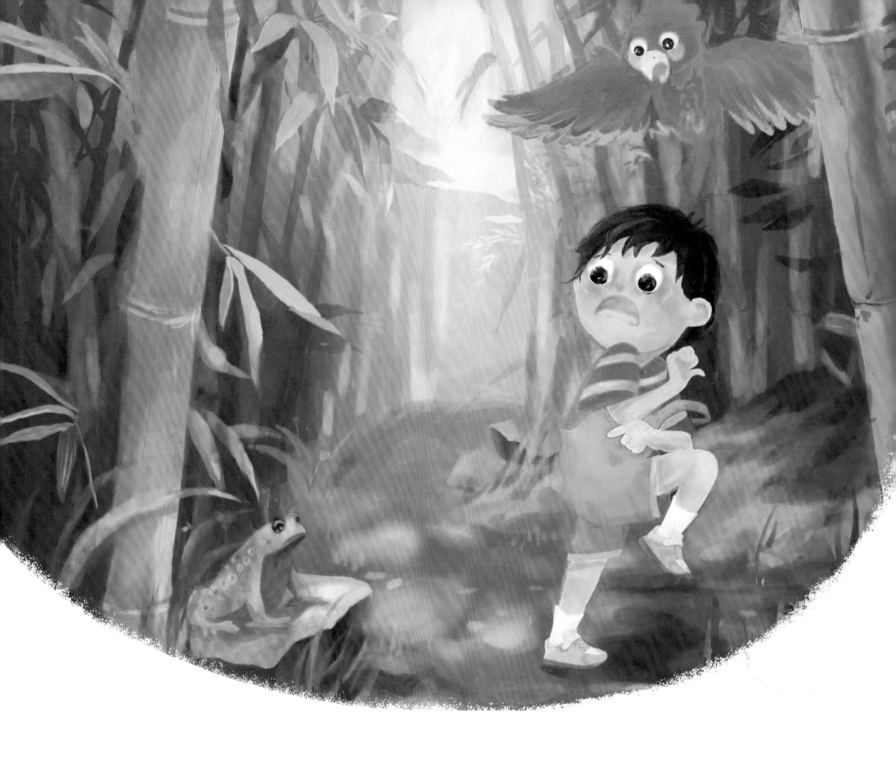

　　一个眨眼，让让和鹦鹉来到江西的一片竹林里，微风吹过，宁静的竹林发出沙沙的响声。
　　突然，一阵"呱呱"声打破了安逸的氛围，让让寻着声音在石缝里找到了一只浑身长满疙瘩的"青蛙"，嫌弃地对鹦鹉说："从来没见过这么丑的青蛙。"

鹦鹉哈哈笑道："它可不是青蛙，是癞蛤蟆！你别看他长得丑，全身都是宝呢。尤其是它耳后的大疙瘩里面有一种白浆，取出干燥后，就变成了蟾酥，不仅能解毒、止痛，还能开窍醒神呢。著名的救心丸里就有蟾酥这味中药！"让让听后对着癞蛤蟆看了又看，说："看来以后要对你刮目相看了。"

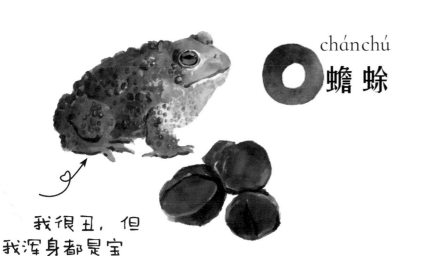

我很丑，但我浑身都是宝

chánchú

O 蟾 蜍

俗称癞蛤蟆（lài há ma），两栖动物，体表有许多疙瘩，内有毒腺。在我国分为中华大蟾蜍和黑眶蟾蜍两种。它们耳后腺和皮肤腺体的白色分泌物经加工制成的蟾酥，是我国紧缺的中药材，呈扁圆形团块状或片状，棕褐色或红棕色。

O 竹

不光大熊猫可以吃竹子，其实人也可以吃呢。一些品种的茎秆刮去绿色皮层后，再刮取第二层邹可制成中药"竹茹（rú）"，有清热化痰、止呕的功效；一些品种的茎经火烤后所流出的液汁，可制成中药"竹沥（lì）"饮用，有化痰的作用。

O 乌鸡

即乌骨鸡，头小、颈短、有肉冠，遍体羽毛白色，但皮、肉、骨却全是黑色。它是中成药乌鸡白凤丸的主要组成成分。

27

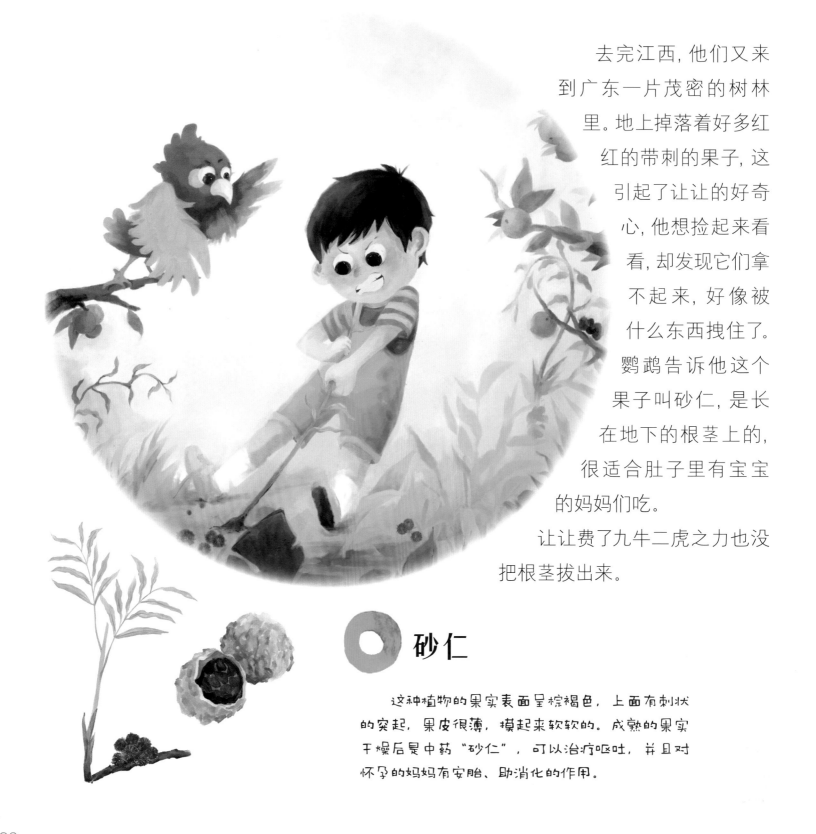

去完江西，他们又来到广东一片茂密的树林里。地上掉落着好多红红的带刺的果子，这引起了让让的好奇心，他想捡起来看看，却发现它们拿不起来，好像被什么东西拽住了。鹦鹉告诉他这个果子叫砂仁，是长在地下的根茎上的，很适合肚子里有宝宝的妈妈们吃。

让让费了九牛二虎之力也没把根茎拔出来。

砂仁

这种植物的果实表面呈棕褐色，上面有刺状的突起，果皮很薄，摸起来软软的。成熟的果实干燥后是中药"砂仁"，可以治疗呕吐，并且对怀孕的妈妈有安胎、助消化的作用。

他们继续往前走，突然，让让被东西绊倒了，摔了个大马趴。
定睛一看，原来是条树藤，再仔细一看，可把让让吓坏了，
这个树藤竟然流血了！！"植物怎么还流血啊，难道它
成精了！"

鹦鹉笑着说："这种植物叫密花豆，就是因
为藤茎里的汁液像鸡血，所以又叫'鸡
血藤'。大自然是不是很神奇！"听
了鹦鹉的解释，让让这才放心，对
着鸡血藤仔细观察起来。

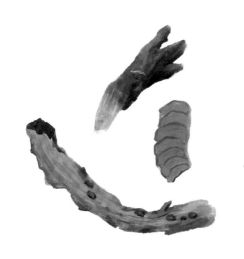

 密花豆

这种植物是我国的特产，它的藤
茎里的汁液像鸡血，所以将藤茎干燥
加工后制成的中药就叫"鸡血藤"。
有活血补血、舒筋活络的功效。

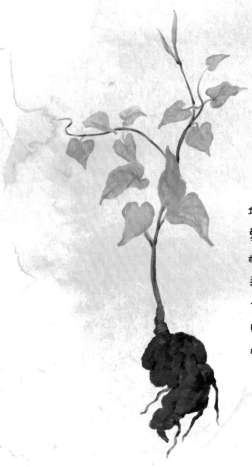

 何首乌

　　它是多年生草本植物。块根肥厚，就像我们吃的红薯一样，一块儿一块儿的，横切面上有云锦花纹，挺好看的。块根干燥后是中药"何首乌"，跟黑豆一起加工后是"制何首乌"，可以让头发更黑呦。

huò
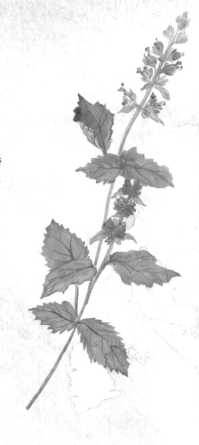 广藿香

　　这种植物气香特异，味道微苦，是藿香正气水的主要成分，可以止吐、解暑。与可食用的"藿香"是不同品种哦。

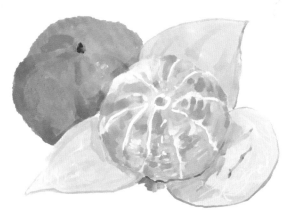

 陈皮

　　橘子全身都是宝，橘核、橘络都有药效，但最著名的还是橘皮制成的陈皮。陈皮有增强食欲、止咳化痰等功效。但不是所有的橘子皮都能做成陈皮，也不是所有的陈皮都是正宗的中药。只有主产在广东新会的茶枝柑的果皮制成的"广陈皮"才是中药陈皮的正品，其药效显著。

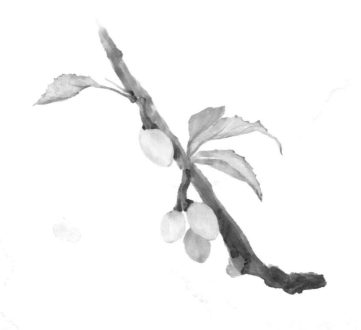

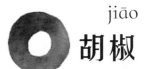

乌梅

　　炎炎夏日来杯冰镇酸梅汤真是太舒服了！这酸梅汤的主要原料，就是中药"乌梅"。由于梅子主要生长在高温高湿的南方，所以新鲜梅子难以储存长久，人们就采用了熏制的办法来保存。别看它黑乎乎的，却有生津、止咳、止泻等作用。

yì yǐ
薏苡

　　这种植物的种仁表面是乳白色的，摸起来光滑、坚实，是中药的"薏苡仁"，也是我们常吃的"薏米"。有美容、健脾的功效。

jiāo
胡椒

　　胡椒的果实像一串串小葡萄，闻起来有辛辣味道。红色的是成熟的果实，晒干后就是白胡椒；绿色的还没有成熟，晒干后就是黑胡椒，常用来做调料调味。作为中药主要功效是止痛、消痰、开胃等。

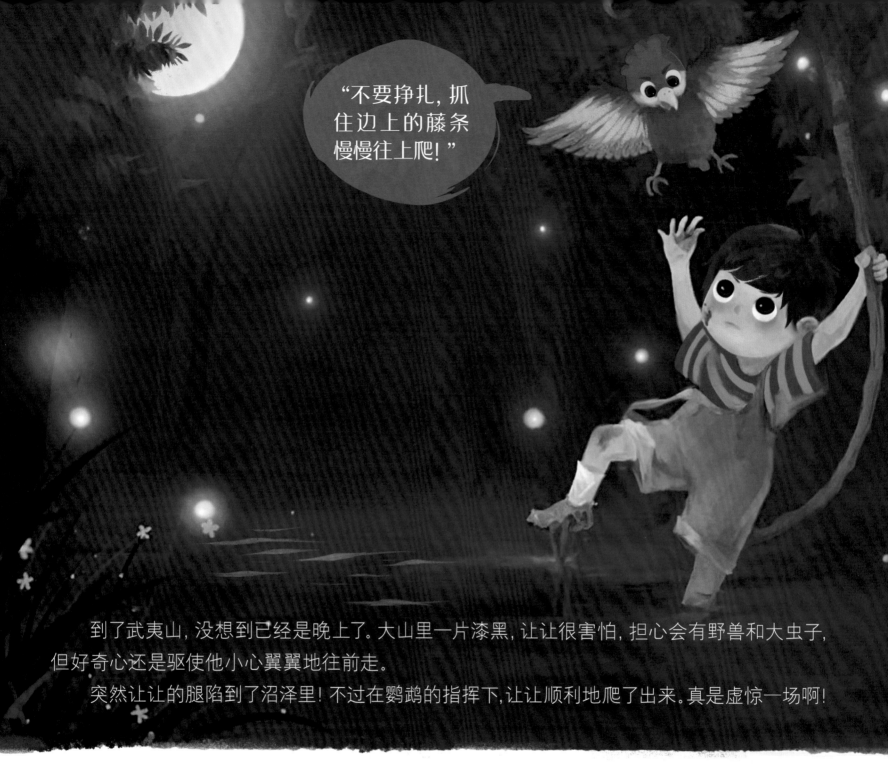

到了武夷山，没想到已经是晚上了。大山里一片漆黑，让让很害怕，担心会有野兽和大虫子，但好奇心还是驱使他小心翼翼地往前走。

突然让让的腿陷到了沼泽里！不过在鹦鹉的指挥下，让让顺利地爬了出来。真是虚惊一场啊！

惊魂未定的让让发现沼泽里长着一片植物："这是什么啊？要在这么危险的地方生长？"

鹦鹉说："这是泽泻，它有着像芋头一样圆圆的地下根茎，可以从沼泽中吸收营养，算是这片沼泽地的主人呢。"

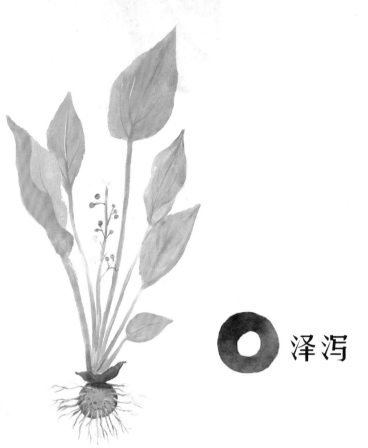

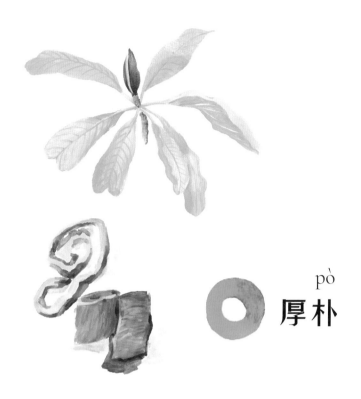

○ 泽泻

pò
○ 厚朴

这是一种可以在池塘和沼泽中生长的植物，叶片有2种形状：一种是沉水叶，条形或披针形；另一种是挺水叶，宽披针形、椭圆形至卵形。地下的块茎像芋头一样，秋季采收加工后可入药，是著名的中成药六味地黄丸的主要组成药物之一。

厚朴的树皮厚厚的，从树干上剥下来，干燥后会呈卷筒状或双卷筒状，是中医"除胀满之要药"。如果吃饭吃多了，肚子胀，中医诊断后就常用厚朴这味中药。

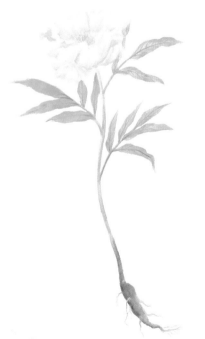

 白芍

相传，三国时期的神医华佗特别爱种植物，研究它们的药性，用以治病救人。有个外地商人送给华佗一株从山上挖的芍药，开花时香飘满园。华佗多次对它的花、叶、茎进行尝试，结果都没有发现有明显的药性。因为种的少，夫人又特别喜欢，就没有挖根进行研究。直到华夫人腹痛，什么药都治不好，华佗才试着挖出芍药的根煎水服用。神奇的是，不到半天，华夫人的腹痛就见好了。自此，芍药就逐渐被广泛种植了。

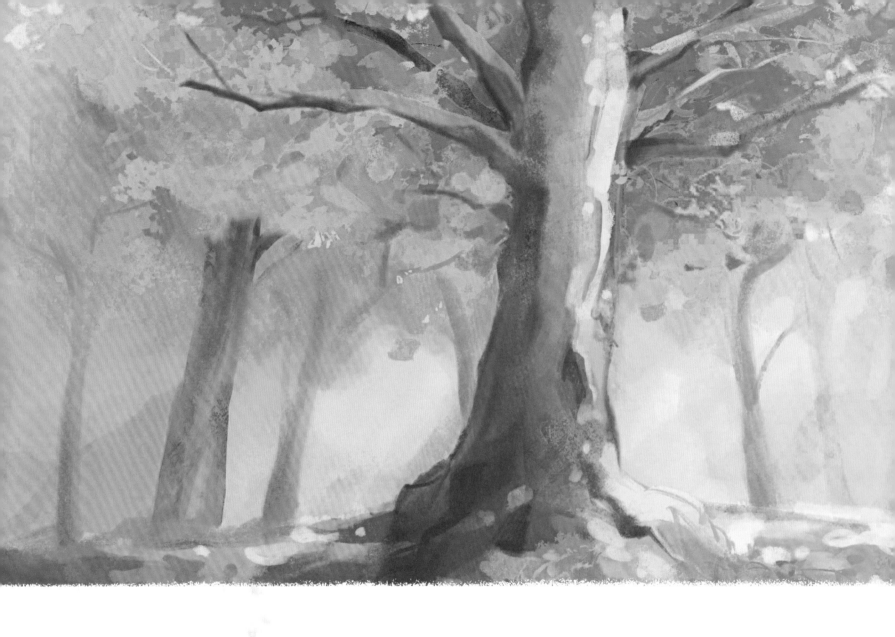

  离开福建武夷山，他们直奔浙江天目山，鹦鹉要带让让看一棵树。望着这棵满是金黄叶片的大银杏树，让让很是不屑，他觉得这树路边到处都有，没什么可看的。鹦鹉扑扇着翅膀激动地说："这可不是普通的银杏，它是个'活化石'，有着'世界银杏之祖'的称号。目前全世界也只有这里有野生状态的银杏树了。"

  "当然，浙江还有浙贝母、白芍、菊花、麦冬，也都是很好的药材。"鹦鹉又补充道。

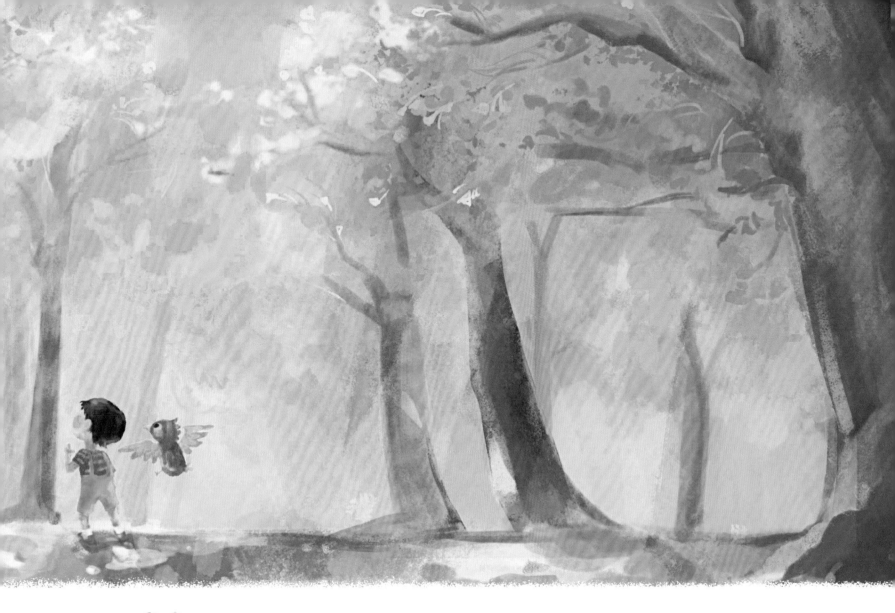

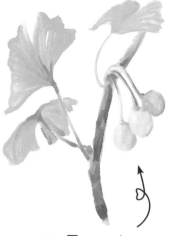

我虽好吃，
但不能生吃，也
不能多吃哟～

 银杏

这是一种古老的树种。它的叶子很独特，像小扇子一样。成熟的种子是椭圆形的，很像杏，外面披了一层银白色的粉状物，所以被称为"银杏"，干燥后就是中药"白果"，有止咳的功效。

 浙贝母

这是浙江的道地药材。它的地下鳞茎，小个儿的被称为"珠贝"；大个儿的两枚鳞叶分开，每枚鳞叶呈新月形，被称为"元宝贝""大贝"。可以止咳化痰。

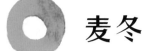

麦冬

这种植物的叶子长得像麦子，地下部分像纺锤（两端略尖）一样的块根干燥后就是中药"麦冬"，可以治疗咳嗽、咽干，也可以泡茶喝，保护嗓子。

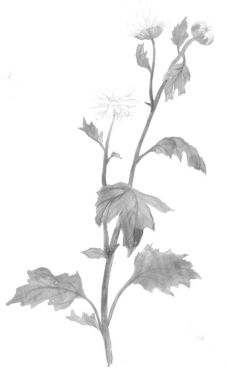

菊花

杭菊是药茶两用的一种菊花，经产区长期栽培，分为杭白菊和杭黄菊两大类型。有平肝明目、缓解感冒头痛的作用。

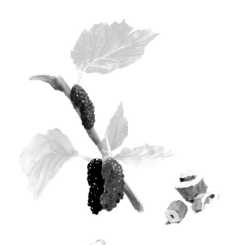

桑

桑树最高可达15米，浑身都是宝，一年四季能采收不同部位入药。春采桑枝，祛风湿；夏采桑葚（shèn），生津止渴；秋采桑叶，可以明目；冬采桑白皮，可以消肿。

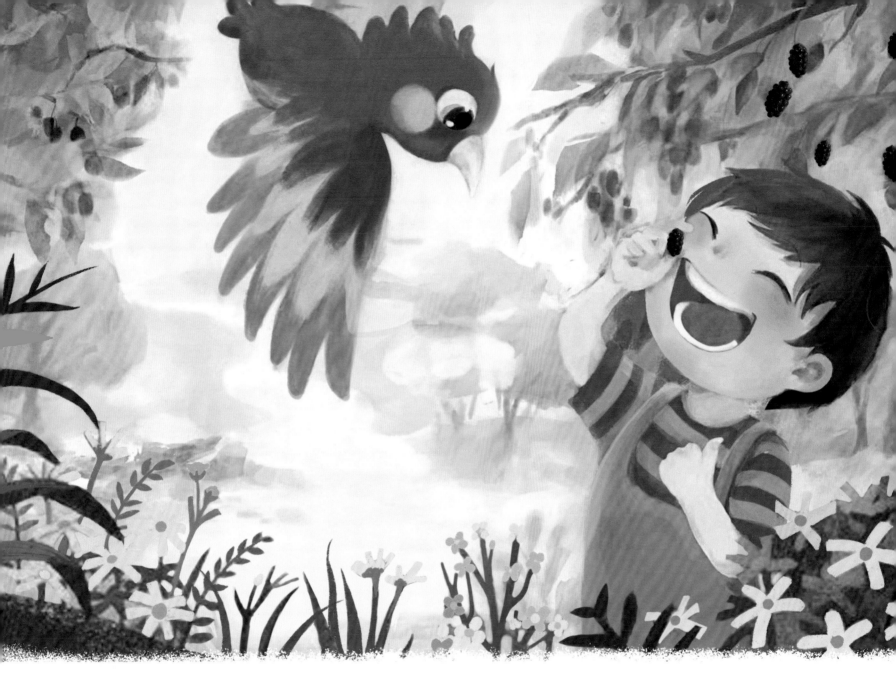

　　让让和鹦鹉来到了神医华佗的故乡安徽亳 (bó) 州，这里有着"药都"的美誉。走在果实累累的桑树林间，让让抬手摘了几个桑葚。

　　"好甜好美味呀。我猜这么好吃的果子也能入药吧！"

　　"让让厉害呀，说对了！桑树全身都是宝，除了桑葚可以入药，桑叶、树根、鲜嫩的茎枝也能入药呢。"

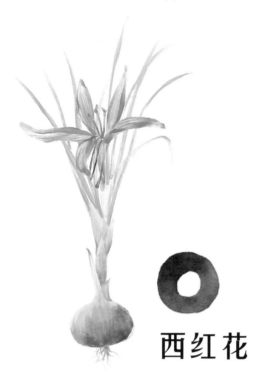

⊙ 西红花

它的花朵娇柔优雅，有多种颜色，有特异的芳香，是高档的香料，十分昂贵，所以有"植物黄金"的美誉。盛开时采摘花朵，其中有3根相连的柱头在干燥后就是中药"西红花"，可以活血化瘀、凉血解毒。

⊙ 薄荷

这是一种绿油油的植物，揉搓后有特殊的清凉香气，吃起来清清凉凉，稍微有点辣。也可以作为中药，提取薄荷油、薄荷脑，治疗头晕、喉咙痛。

⊙ 石斛 hú

这是长在岩石上的一种草药，生命力顽强。野生石斛在石头或悬崖峭壁上很难采摘，但是现在已经有人工栽培的了。新鲜或干燥的都可以吃，可以名目，还能治疗慢性咽炎、肠胃疾病等。

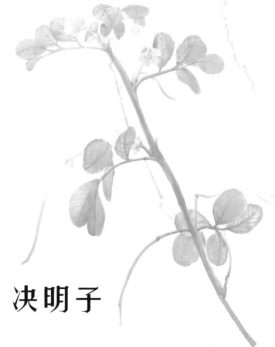

⊙ 决明子

这种植物的叶子和花很像花生的，但它的果实长在地上，像长豆角一样，成熟后里面的种子就是中药'决明子'，可以让眼睛更明亮，还可以通便。

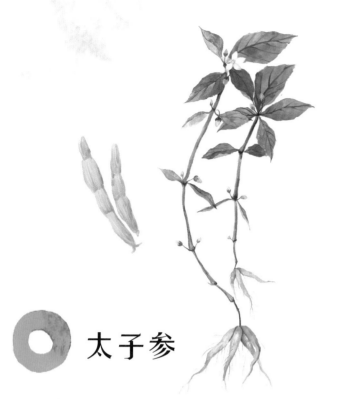

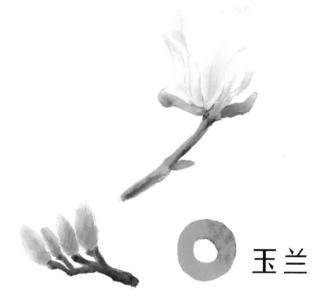

太子参

它与人参长得有点像，但是和人参大不相同。因为它的药性比较温和平稳，尤其适用于小孩儿，所以又被叫作"孩儿参""童参"。相传春秋战国时期，曾有名医用此药治好郑国太子的病，因此得名太子参。

玉兰

玉兰的花蕾形似毛笔头，外表面是灰白色或灰绿色茸毛，在冬末春初花未开放时采收，是治疗鼻炎的常用药，加工后就是中药"辛夷（yí）"。

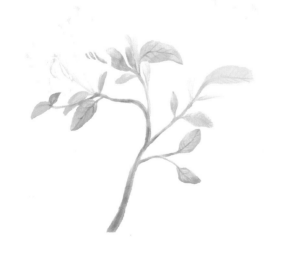

忍冬

你见过一条藤上长着两种颜色的花吗？它们可不是嫁接的哦。忍冬如其名，可以忍受寒冷，即使到了冬季，叶片也不枯黄凋落。而它的花蕾在绽放时花冠是白色的，开花不久就变成黄色，因此得名"金银花"。我们常用的金银花制剂有"银翘解毒片""双黄连"等。

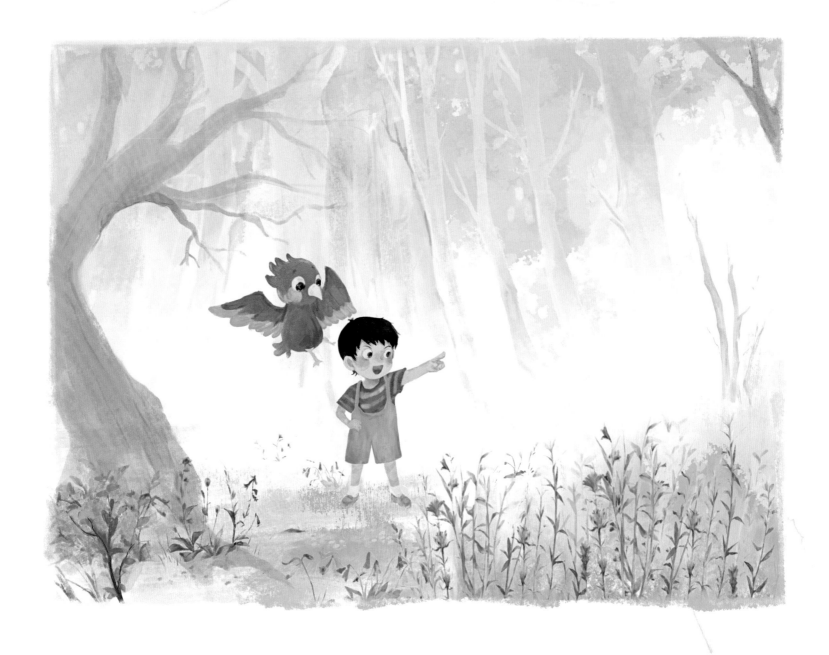

　　"这里是医圣张仲景的故乡河南南阳，咱们看看在他的家乡能找到什么。"鹦鹉说着，带让让走进一片树林。

　　让让在草丛中发现几株紫粉色的浑身是毛的"喇叭花"。鹦鹉说："它叫地黄，全身都长着灰白色的绒毛。"让让不解地问："它既然是紫色的，为什么叫'地黄'呢？"鹦鹉笑道："花虽然漂亮，但长在地里那黄色的根才是它最引以为傲的部位，对治疗热病有着极大的功效，所以人们才给它起名为'地黄'。"

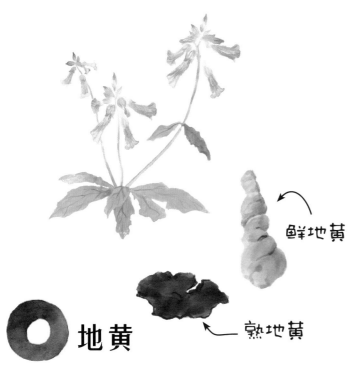

地黄

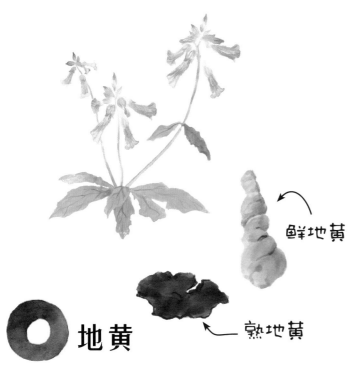

鲜地黄

熟地黄

这个小花真是造型独特，外形长得像小喇叭，还浑身都长满了白色的绒毛。它在我国至少有900年的栽培史，河南省的一些地区地黄质量最好，被称"怀地黄"，与牛膝、山药、菊花并称"四大怀药"。可治疗咽喉肿痛、出血、便秘等。

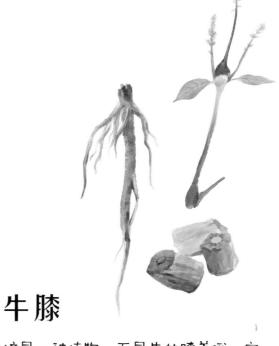

牛膝

这是一种植物，不是牛的膝盖哦。它因茎节部膨大，类似牛的膝盖骨而得名。牛膝的入药部位不是膨大的茎节，而是地下的根，具有补肝肾、强筋骨的功效。

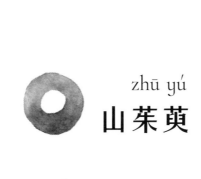

zhū yú
山茱萸

看这一颗颗像圣女果一样的、红得发亮的果实，它们长在一棵有着灰褐色树皮的大树上，这种树就是山茱萸。它摸起来有纸质感，果实去核干燥后就是中药的"山茱萸"，有治疗头晕耳鸣的作用。

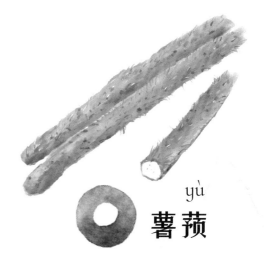

yù
薯蓣

它的根茎就是我们常吃的"山药"，外皮灰褐色，上面长有一根一根的须。可以做成美食，作为中药有养胃健脾的功效。

41

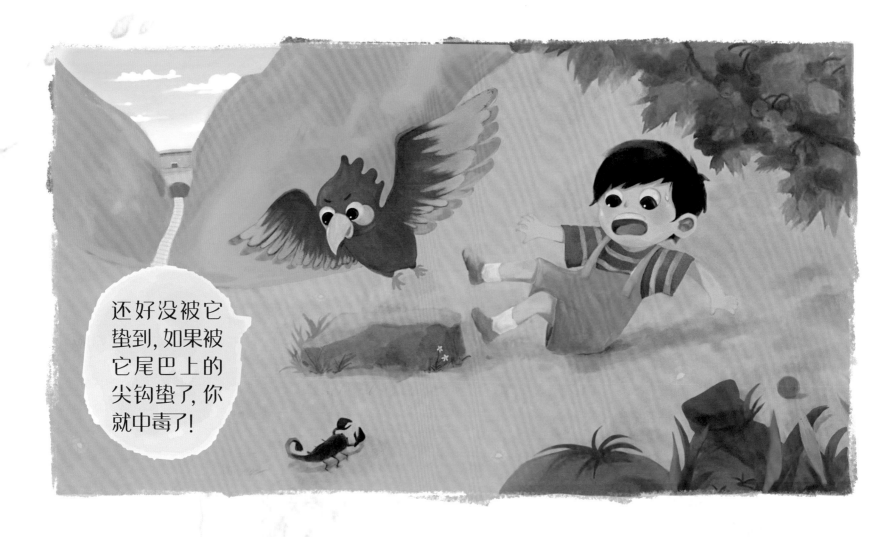

山东泰山上，让让坐在石头上休息，余光一瞟，只见石头缝中有只像怪物一样的虫子，尾巴尖尖的，还长着两个大钳子，吓得他一屁股摔在地上。

鹦鹉告诉让让，蝎子与蜈蚣、毒蛇、壁虎、蟾蜍一样，都是有毒的，其中蝎子更被称作"五毒之首"。

"你骗人，它是五毒之首，那人吃了不就中毒了吗？"让让不相信。

鹦鹉自豪地说："是的，这也正是中医药了不起的地方。想让蝎子入药是要经过许多道工艺加工炮制的，要将蝎子的毒性降低，控制好剂量，才能以毒攻毒。"

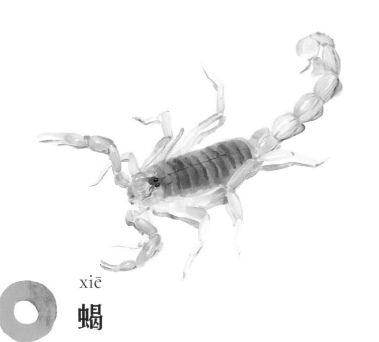

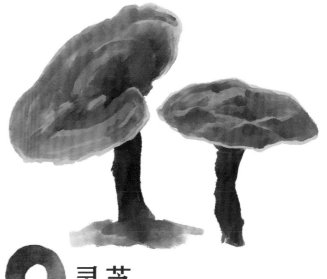

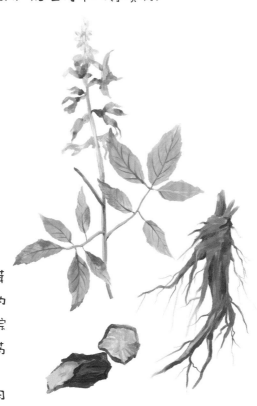

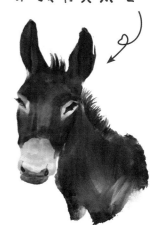

xiē
蝎

我国有些地区在端午节的时候都要驱"五毒"，蝎正是"五毒之首"。但是它制成中药后，可以发挥以毒攻毒的药效，能治疗中风等疾病。

灵芝

它像天上的五彩祥云一样，野生灵芝长久以来都被誉为仙草，关于它神奇功效的传说更是经久流传。作为中药，它有提高免疫力、抗肿瘤、抗衰老等功效。

丹参

这种植物的茎是毛茸茸的，开着紫色的花朵。它的根是细长的圆柱形，表面棕红色或暗棕红色。作为中药可以预防冠心病、心绞痛。复方丹参滴丸里主要起作用的药就是它。

想不到阿胶和我有关系吧

ē
阿胶

著名的中药"阿胶"来源于山东黑毛驴的驴皮，经过特别复杂的工艺才能熬制出来，有着补血、止血的作用。

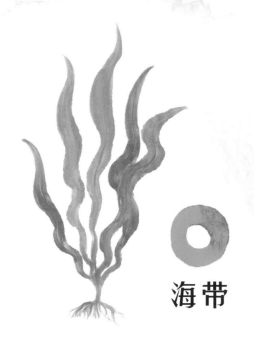

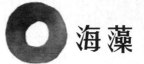 海带

它生长于温带海洋中，是可以食用的藻类，营养丰富，味道可口。干燥后是中药"昆布"，可以利尿消肿。

海藻

每次海水退潮之后，会留下垃圾，但也会留下宝贝，其中就有海藻。这些生长在大海中的藻类，富含多种营养物质，晒干后作为中药，可以化痰、消肿。

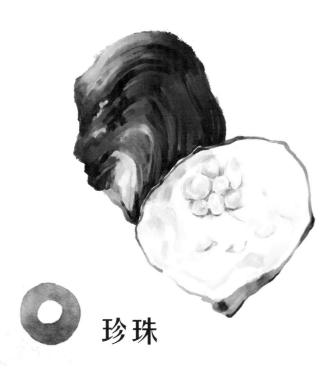

珍珠

它是海蚌和海贝体内自然形成的一种圆球状物质，颗粒有大有小，分为天然的海水珠、淡水珠及人工养殖的人造珠。可以做饰品，如项链、耳环；研磨成粉就是中药"珍珠粉"，可以美容养颜。

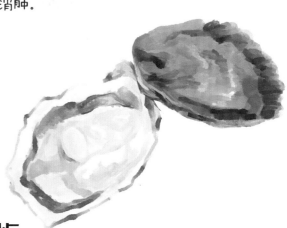

牡蛎

又称蚝、海蛎子，长的像大贝壳，白色的，摸起来硬硬的。肉可食用，还能提制蚝油。壳儿是中药"牡蛎"，可以安神止汗。

见让让有些疲惫，鹦鹉准备带让让凉快一下。只见它拔下两根羽毛，变出了潜水装备，眼睛一眨，只听"扑通"一声，让让落进了大海里。

不一会儿让让举着一个大贝壳从海里蹿了出来，里面还有一颗珍珠！鹦鹉高兴地喊道："你捡到宝贝啦！珍珠不仅好看，把它磨成粉末就是珍珠粉了，将它敷在身上能美容。"让让记在心里，准备把这个宝贝带给妈妈。

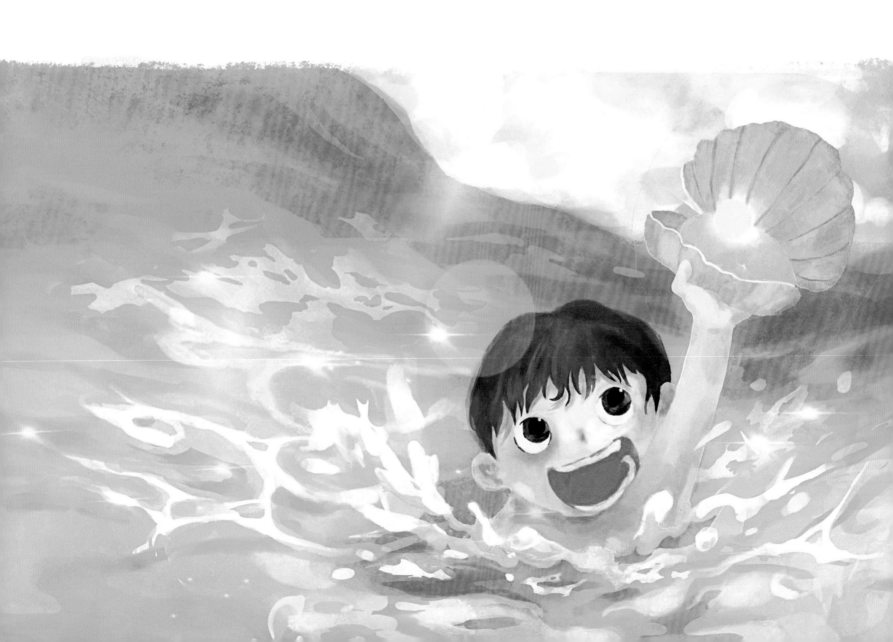

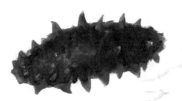 海参

这是一种古老的海洋生物，像浑身长满了肉刺的黑色大虫子。看起来丑，但营养十分丰富，可以日常食用，也可以作为中药，既能提高记忆力，又能提高抵抗力。

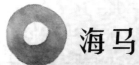 海马

这种小型的海洋动物尾部卷曲，因为头像马头，所以被称为"海马"。更神奇的是，小海马是爸爸生的，主要是因为海马爸爸有一个海马妈妈没有的特殊器官——育儿袋，小宝宝在育儿袋中发育好了，才离开爸爸来到海水中。

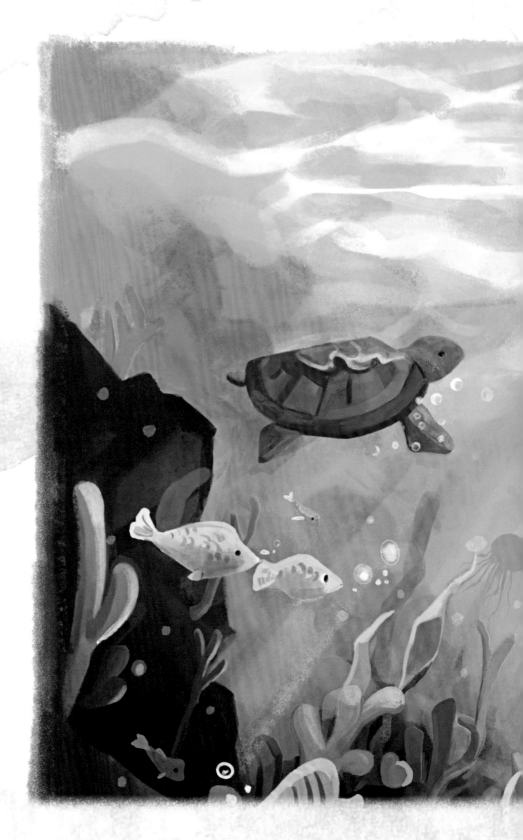

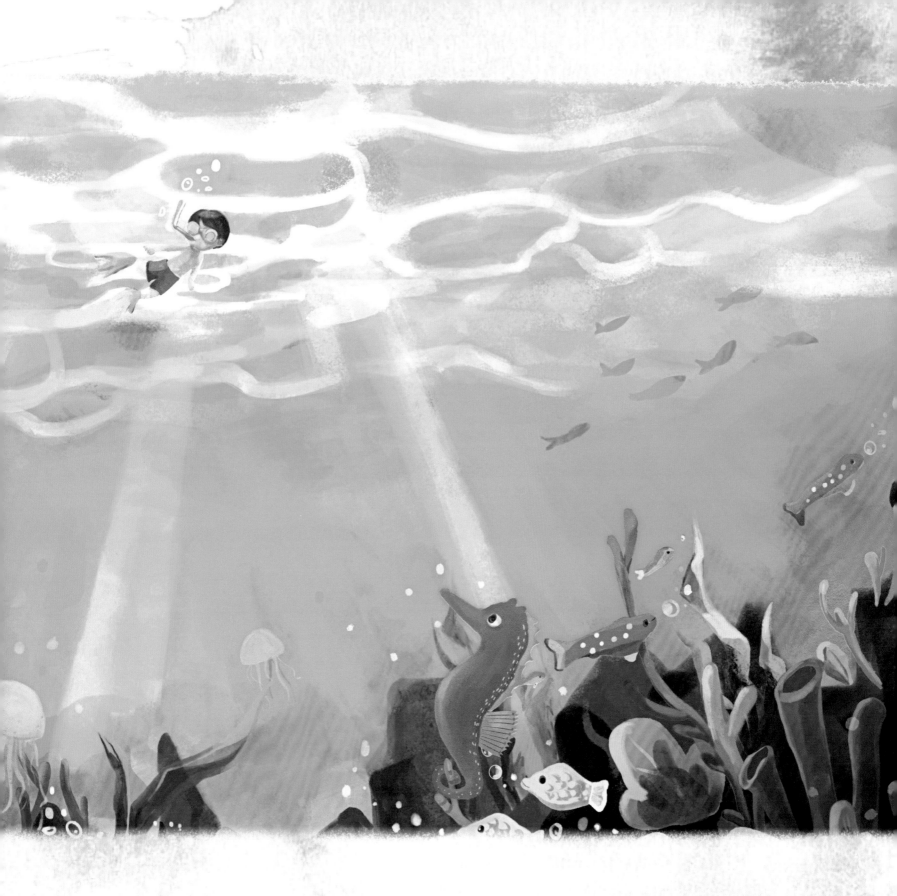

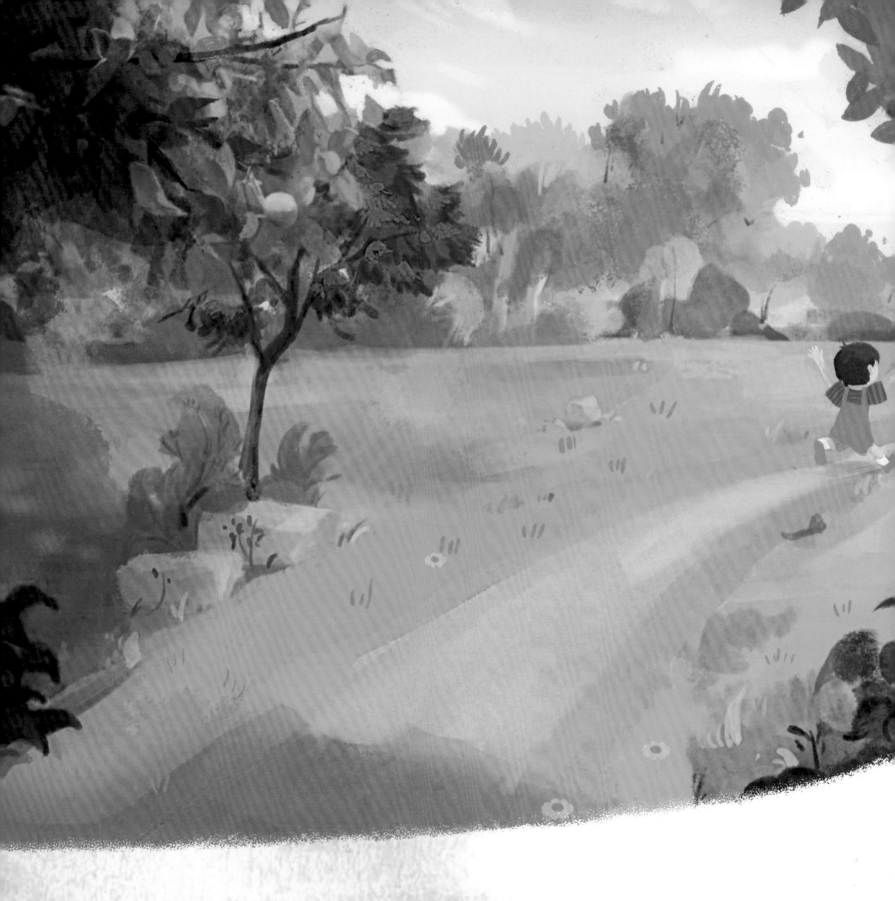

鹦鹉看让让已经玩尽兴了，带他来到了最后一站——北京的百草园。园里种着各种草药，让让看得眼花缭乱。

　　他发现有片金黄的花，奇怪地问："这里还有油菜花吗？"

　　"哈哈！这些不是油菜花，叫菘蓝，它的另一个名字你肯定知道，板蓝根。"

　　让让恍然大悟："原来是板蓝根呀，我感冒、嗓子不舒服，妈妈就给我喝板蓝根冲剂。可为什么叫'菘蓝'呢？它全身上下都是绿色，花是黄色，与蓝色一点关系都没有呀。"

　　"这是因为在古代，人们用它的叶子提炼蓝色的染料。"

　　"原来板蓝根竟然还是一种染料啊。"

玫瑰

花店买的玫瑰花，其实是"月季花"。真正的玫瑰花每年只开1次花，花香浓郁。鲜花可提取芳香油制作化妆品；花瓣可以制作鲜花饼吃；花蕾既可以泡茶，也可以入药。

菘蓝

它的根就是我们熟知的中药"板蓝根"；叶子叫"大青叶"，炮制加工后叫"青黛"。

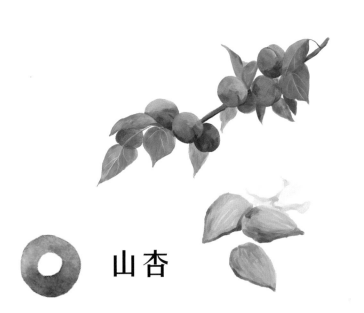

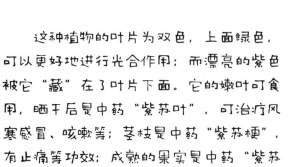

山杏

　　山杏开花时非常漂亮，漫山遍野山花烂漫。但它的果实肉薄，不能食用。它的种仁是中医临床常用的"苦杏仁"，有止咳的疗效。我们喝的"杏仁露"的主要原料是"甜杏仁"。

紫苏

　　这种植物的叶片为双色，上面绿色，可以更好地进行光合作用；而漂亮的紫色被它"藏"在了叶片下面。它的嫩叶可食用，晒干后是中药"紫苏叶"，可治疗风寒感冒、咳嗽等；茎枝是中药"紫苏梗"，有止痛等功效；成熟的果实是中药"紫苏子"，可以化痰、止咳、润肠通便。

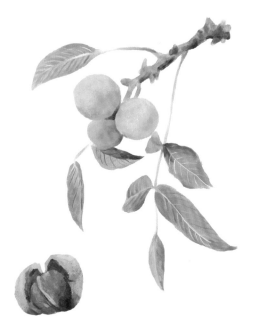

核桃

　　它的外皮光滑，为绿色，远看像一颗颗圆球，被称为青龙衣。砸开后能看到果核，就是我们常见的核桃；再把果核砸开，才是我们能吃的核桃仁。鲜核桃仁的皮儿比较苦，但果仁味道香甜，可食用，也可作为中药，补肾温肺润肠。

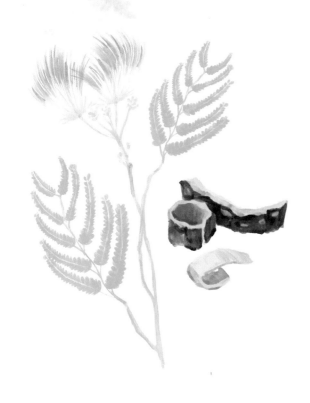

 合欢

　　合欢树是会"睡觉"的，有意思吧？它的叶子白天生机勃勃，晚上却没精打采，就像人们睡觉一样，完全放松了，合上了双眼。人们对它的这个特点很好奇，研究后居然发现它的树皮和花都有安神的功效。

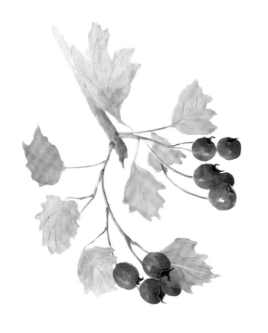

 山楂

　　这可是常见的果子，又名山里果、山里红，呈球形或梨形，深红色，有浅色的斑点。晒干后可入药，帮助消化。你知道有哪些好吃的食物是用它做的吗？

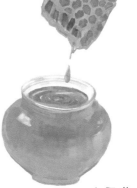

 蜂蜜

　　这是勤劳的蜜蜂酿的蜜，是半透明、带光泽、浓稠的液体，气味芳香，味道极甜。作为中药可以止痛、解毒。

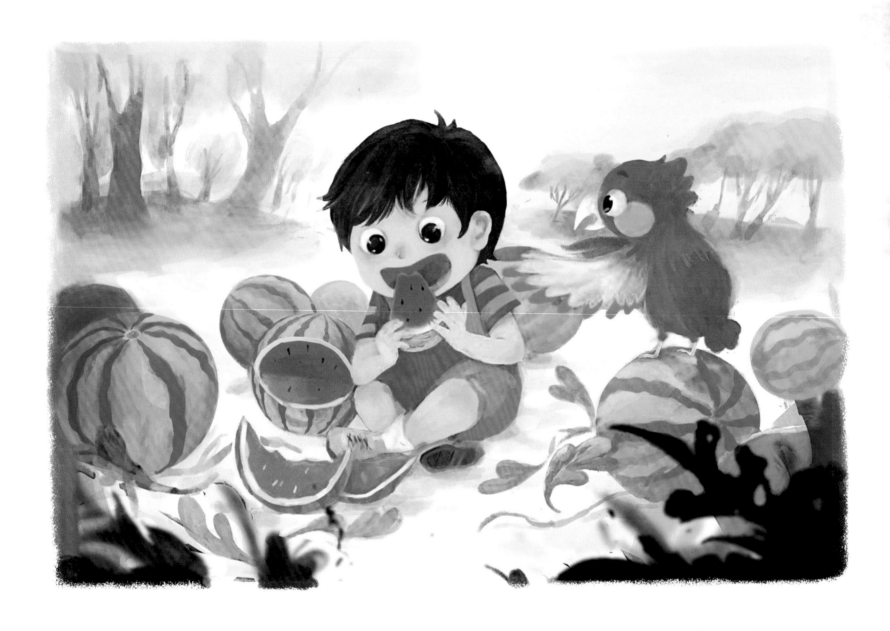

逛了大半天，鹦鹉和让让都渴了，前面有片西瓜地，他们俩打开西瓜大口吃了起来。

吃完，让让要将瓜皮扔掉，鹦鹉忙说："别扔，别扔，西瓜皮也是宝。你有没有吃过一种以西瓜命名的药？"

让让想了想："噢，是西瓜霜！"

"没错，西瓜霜就是由西瓜皮制成的。"

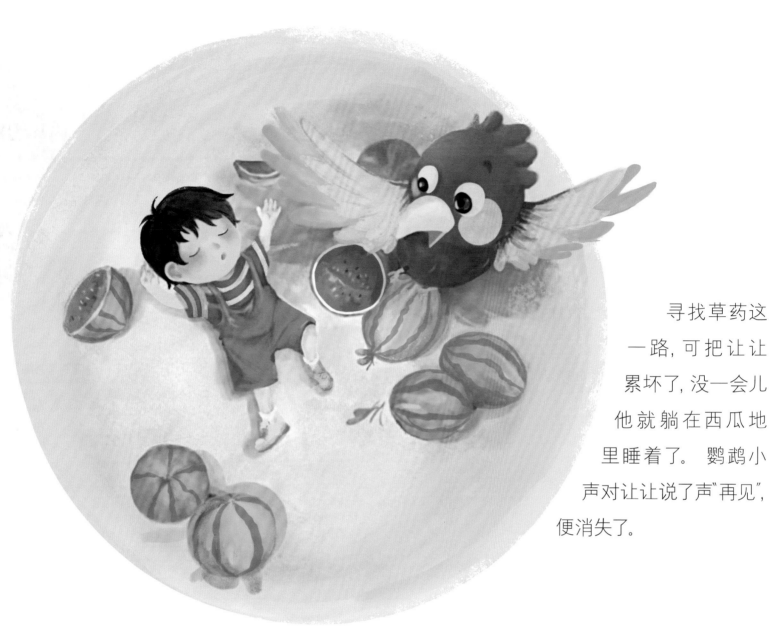

寻找草药这一路，可把让让累坏了，没一会儿他就躺在西瓜地里睡着了。鹦鹉小声对让让说了声"再见"，便消失了。

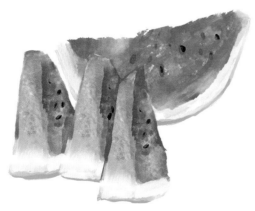

 ## 西瓜

你不知道吧，西瓜的瓤（ráng）被我们吃了之后，剩下的西瓜皮还能入药呢。将西瓜掏空，放入芒硝，密封后放在通风的地方，几天后西瓜皮上面就会出现白霜，那个就是中药"西瓜霜"了，可以治疗咽喉肿痛。

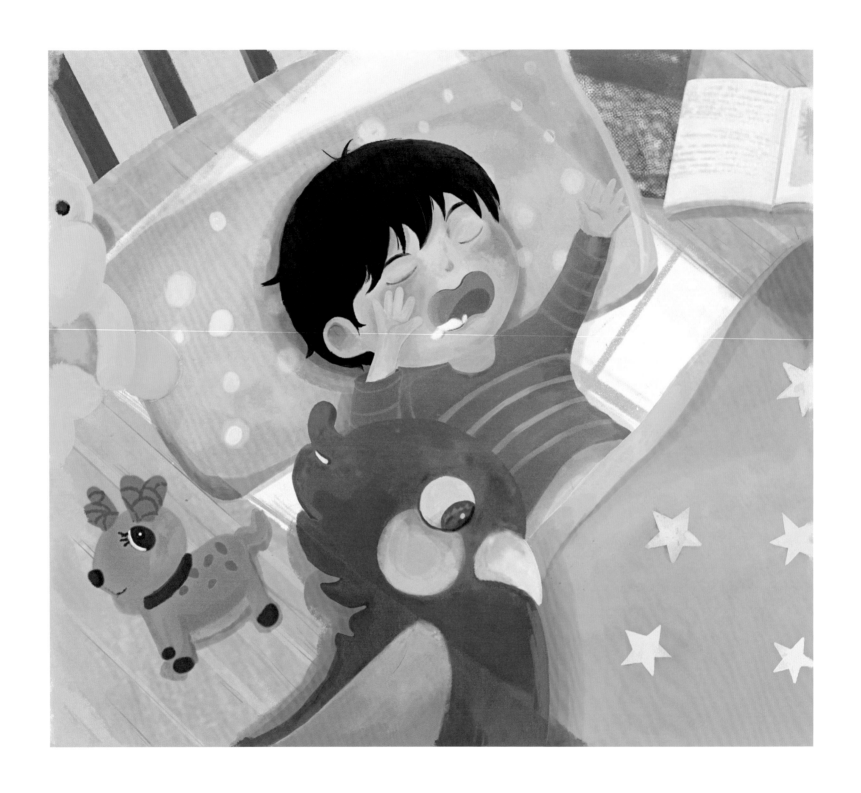

一束阳光照到脸上，让让缓缓睁开眼，原来只是一场梦。

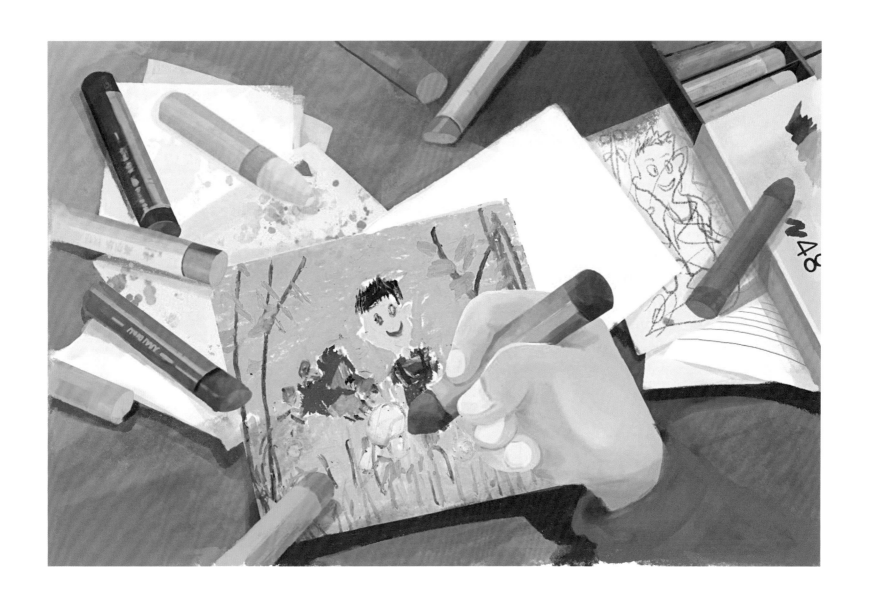

这简直太神奇了！这么多中草药，我要趁着还没忘记，把它们全都画出来，做成一本书，书名就叫《了不起的中草药》！

来收集标本吧

来收集标本吧

来收集标本吧